JN095945

保健医療と福祉

川村匡由 編著

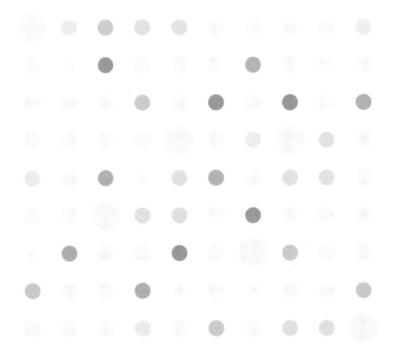

ミネルヴァ書房

まえがき

　「保健医療と福祉」は旧カリキュラムの「社会福祉援助技術」「老人福祉論」，新カリキュラムの「保健医療サービス」および「高齢者に対する支援と介護保険制度」から一部科目を変更して加えたもので，保健医療の視点からその動向や政府および自治体の制度・政策，また，病院や診療所（クリニック）の保険医療機関や保健所，介護事業所，専門職の役割と連携，利用者の支援の実際を学ぶべく網羅した科目となっている。

　そこで，医師や歯科医師，保健師，看護師，理学療法士，作業療法士，言語聴覚士，管理栄養士，公認心理師はもとより，社会福祉士および医療ソーシャルワーカー（MSW），介護支援専門員（ケアマネジャー），居宅介護従事者，場合によっては精神保健福祉士などの多職種が保健所や診療所，病院の保険医療機関，介護事業所，さらには地域包括支援センターと協働し，保健医療・福祉による三位一体化で地域包括ケアシステムの構築に努め，誰でも住み慣れた地域で生命や財産，安全・安心な生活が確保されることに努めることが必要である。特に疾病の重篤化に伴う在宅医療や終末期，認知症ケア，救急医療および災害時における支援は単に利用者だけでなく，その家族に対する支援も重要である。

　いずれにしても，「保健医療と福祉」を学ぶにあたっては国民主権，基本的人権の尊重，平和主義を三大原則とする日本国憲法を国是に，2065年の本格的な少子高齢社会および人口減少に向け，利用者やその家族に寄り添ってその支援に務めるとともに，社会福祉士および医療ソーシャルワーカー（MSW）など専門職は政府および自治体の制度・政策を補完すべく事業・活動に取り組むだけでなく，ソーシャルワークやソーシャルアクションによっ

て問題を提起し，地域包括ケアシステムの構築および地域共生社会の実現，言い換えれば地域福祉を推進し，地域社会の持続可能性を追求することが必要である。

　なお，本文中の下線の部分はこれまでの社会福祉士や精神保健福祉士の国家試験で出題された箇所，および今後も主題が予想されるため，注意されたい。

　2023年3月

武蔵野大学名誉教授

川村匡由

目　　次

まえがき

第1章　保健医療の動向 ………………………………………………… 1
　　1　疾病構造の変化 ………………………………………………… 1
　　2　医療施設から在宅医療へ …………………………………… 10
　　3　保健医療における福祉的課題 …………………………… 21

第2章　保健医療に係る倫理 …………………………………………… 31
　　1　自己決定権の尊重 …………………………………………… 31
　　2　保健医療に係る倫理 ………………………………………… 42
　　3　倫理的課題 …………………………………………………… 48

第3章　医療保険制度 …………………………………………………… 59
　　1　医療サービス──国民医療費の内訳とその動向 ……… 59
　　2　医療保険制度の仕組み ……………………………………… 65
　　3　労働者災害補償保険，傷病手当金，特定疾患医療費助成制度 …… 82

第4章　診療報酬制度の概要 …………………………………………… 89
　　1　診療報酬制度の概念 ………………………………………… 89
　　2　診療報酬制度の体系 ………………………………………… 90

3 関連制度 ……………………………………………………………… 92

第5章　医療施設 …………………………………………………………… 95

1 病院（特定機能病院・地域医療支援病院）…………………………… 95

2 医療提供施設開設の手続き ………………………………………… 103

3 病院や病床の機能分化 ……………………………………………… 104

第6章　保健医療対策 ……………………………………………………… 109

1 保健所の役割 ………………………………………………………… 109

2 医療計画──地域医療の指針 ……………………………………… 114

3 5疾病（がん, 脳卒中, 心筋梗塞等の心血管疾患, 糖尿病, 精神疾患）…… 120

4 5事業（救急医療, 災害時における医療, へき地の医療, 周産期医療,
小児医療）……………………………………………………………… 127

5 薬剤耐性（AMR）対策 …………………………………………… 133

第7章　保健医療領域における専門職の役割と連携 ……………… 141

1 保健医療領域における専門職 ……………………………………… 141

2 保健医療領域における連携 ………………………………………… 153

第8章　保健医療領域における支援の実際 …………………………… 169

1 保健医療領域におけるソーシャルワーカーの役割 ……………… 169

2 保健医療領域における支援の実際 ………………………………… 180

第9章　保健医療と福祉の課題と展望 ………………………………… 199

1 社会福祉士・医療ソーシャルワーカーなどの業務独占化……………199

2 保険医療機関のガバナンス（院内協治）の重視………………………200

3 保健医療圏域の普及・啓発…………………………………………………201

4 ケアコーディネーションの復活……………………………………………201

5 無医地区の解消………………………………………………………………202

あとがき

索　引

第1章	保健医療の動向

学びのポイント

保健医療の動向を捉えるねらいの一つには，今日の保健医療の方向性を社会情勢に照らしながら検討し，ソーシャルワークの観点から保健医療の課題を吟味することがある。

そこで，本章では時代の変化とともに国民全体がどのような疾病に罹患したのか，「疾病の量と質」の両面を疾病構造の変化から捉えた。

特筆すべきは，戦前，戦後の結核を中心とした感染症の時代から，生活習慣病といわれる慢性期疾患へと移行したことである。

1　疾病構造の変化

（1）感染症の減少

日本は医療技術の進展や公衆衛生の充実などにより平均寿命が伸長し，今や長寿大国と呼ばれて久しい（平均寿命　1950年：男性58.00歳，女性61.50歳→1970年：男性69.31歳，女性74.66歳→1990年：男性75.92歳，女性81.90歳→2010年：男性79.64歳，女性86.39歳→2020年：男性81.64歳，女性87.74歳）。その背景の一つには戦後，結核や感染症など急性期疾患の死亡率が激減したことが挙げられる。1950年代から約20年に及ぶ高度経済成長期を経て，生活水準が向上し，私たちの暮らしと健康は大きく変容をとげてきた。例えば，食生活の欧米化，生活スタイルや家族形態の多様化に加えて社会・経済構造の変化に伴う人々のストレスの高まりなどが挙げられるだろう。

国民の健康の在り様を捉える時，疾病構造の変化から国民がどのような病

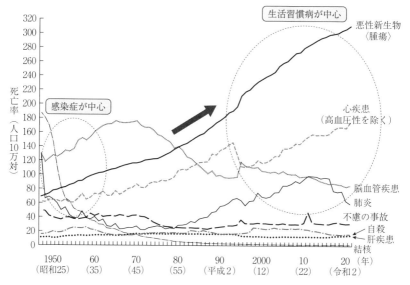

図表1-1　主な死因別にみた死亡率（人口10万対）の年次推移

注：(1)　死因分類等の改正により，死因の内容に完全な一致をみることはできない。
　　(2)　2021（令和3）年は概数である。
資料：厚生労働省政策統括官付人口動態・保健社会統計室「人口動態統計」。
出典：厚生労働省編『令和4年版　厚生労働白書　資料編（令和3年度厚生労働行政年次報告）』
　　　2022年，筆者一部加筆。

気に多く罹患したのかを質と量の両面から見ることができる。そこで，ここでは，疾病構造の変化を捉える指標の一つとなる国民の死因別にみた死亡率や国民医療費から，日本の保健医療の動向を捉えてみたい。まず疾病構造の変化で特筆すべきは，戦前・戦後の結核を中心とした感染症の時代から生活習慣病である悪性新生物・心疾患・脳血管疾患などの慢性疾患へと移行したことである（図表1-1）。

　ただし，2020年以降の新型コロナウイルス感染症の拡大によるパンデミックの影響により，患者数や医療費だけでなく，「疾病構造」自体にも変化が生じつつあることを踏まえ，今後の動向を注視する必要がある。

1）悪性新生物（がん）

　悪性新生物の死亡数は38万1,505人，死亡率は310.7であり，前年と同様，死因順位の第1位となった（図表1‐2）。

　日本は，少子高齢化の進展を背景に65歳以上の人口が急増し，1970（昭和45）年に高齢化社会（高齢化率7％），1994（平成6）年に高齢社会（高齢化率14％），2007（平成19）年にはついに超高齢社会を迎えた（図表1‐3）。それに伴なって，悪性新生物（がん）の罹患数は1985年以降増加し続けており，死亡率も同様の経過をたどっていたが現在は横ばい傾向にある。また，がん死亡数の順位を部位別でみてみると，1位が肺がん，2位が大腸がん，3位が胃がん，4位が膵臓がん，5位が肝臓がんとなる（図表1‐4）。

2）心　疾　患

　心疾患（高血圧症を除く）の死亡数は21万4,710人（14.9％）で，死亡率は174.9であり，前年と同様，死因順位の第2位となった（図表1‐2）。1985（昭和60）年に脳血管疾患に代わって以降は，死因の上位に位置している。

3）脳血管疾患

　脳血管疾患の死亡数は10万4,595人で死亡率は85.2で，前年と同様死因順位は4位となった（図表1‐2）。1951（昭和26）年に結核に代わって死因順位が1位となったが，1970（平成29）年をピークに漸減しており，2018（平成30）年以降は4位にとどまっている。総じて死亡率も低下傾向にあるが，年齢階級別の脳血管疾患患者数をみてみると，加齢とともに罹患する者が増えていく傾向にある（『平成30年版　厚生労働白書』74頁）。

4）肺　　炎

　肺炎の死亡数は7万3,194人で死亡率は59.6で，前年同様，死因順位は5位となった（図表1‐2）。一時，肺炎が漸減傾向にあったが，1990（平成2）年頃から急激な増加へと転じた。この背景の一つには高齢化の影響があり，高齢者は誤嚥性肺炎を含め肺炎にかかりやすく，かつ重篤となりやすいことが影響している。この肺炎による死因の順位は，2016（平成28）年には3位

図表1-2　主な死因別にみた死亡率（人口10万対）の過去6年間の推移

死因	2016 順位	2016 死亡数(人)	2016 死亡率	2017 順位	2017 死亡数(人)	2017 死亡率	2018 順位	2018 死亡数(人)	2018 死亡率	2019 順位	2019 死亡数(人)	2019 死亡率	2020 順位	2020 死亡数(人)	2020 死亡率	2021 順位	2021 死亡数(人)	2021 死亡率
結核	10	1,892	1.5	10	2,306	1.9	10	2,204	1.8	10	2,087	1.7	10	1,909	1.5	10	1,845	1.5
悪性新生物〈腫瘍〉	1	372,986	298.3	1	373,334	299.5	1	373,584	300.7	1	376,425	304.2	1	378,385	306.6	1	381,505	310.7
高血圧性疾患	9	6,841	5.5	9	9,567	7.7	9	9,581	7.7	9	9,549	7.7	9	10,003	8.1	9	10,223	8.3
心疾患（高血圧性を除く）	2	198,006	158.4	2	204,837	164.3	2	208,221	167.6	2	207,714	167.9	2	205,596	166.6	2	214,710	174.9
脳血管疾患	4	109,320	87.4	4	109,880	88.2	4	108,186	87.1	4	106,552	86.1	4	102,978	83.5	4	104,595	85.2
肺炎	3	119,300	95.4	5	96,841	77.7	5	94,661	76.2	5	95,518	77.2	5	78,450	63.6	5	73,194	59.6
肝疾患	8	15,773	12.6	8	17,018	13.7	8	17,275	13.9	8	17,273	14.0	8	17,688	14.3	8	18,017	14.7
老衰	5	92,806	74.2	3	101,396	81.3	3	109,605	88.2	3	121,863	98.5	3	132,440	107.3	3	152,027	123.8
不慮の事故	6	38,306	30.6	6	40,329	32.4	6	41,238	33.2	6	39,184	31.7	6	38,133	30.9	6	38,355	31.2
自殺	7	21,017	16.8	7	20,465	16.4	7	20,031	16.1	7	19,425	15.7	7	20,243	16.4	7	20,291	16.5

注：(1) 図表1-1を参考に疾病における死亡数と死亡率を表記し、併せて「老衰」の項目も加えた。
　　(2) 老衰は「高齢者」で、他に記載すべき死亡の原因がない、いわゆる自然死（厚生労働省「死亡診断書記入マニュアル」）。
出典：厚生労働省『令和3年（2021）人口動態統計（確定数）の概況』、『令和元年（2019）人口動態統計（確定数）の概況』、『平成29年（2017）人口動態統計（確定数）の概況』より筆者作成。

図表 1 - 3　日本の人口推移

○日本の人口は近年減少局面を迎えている。2065年には総人口が9,000万人を割り込み，高齢
　化率は38％台の水準になると推計されている。

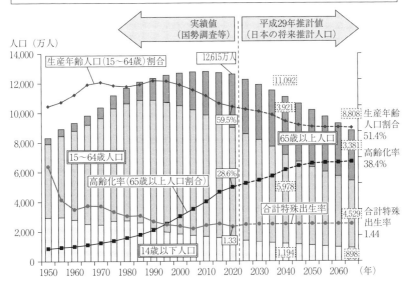

資料：2020年までの人口は総務省「人口推計」（各年10月 1 日現在），高齢化率および生産年齢人口
　　　割合は，2020年は総務省「人口推計」，それ以外は総務省「国勢調査」。2020年までの合計特殊
　　　出生率は厚生労働省「人口動態統計」。2025年以降は国立社会保障・人口問題研究所「日本の
　　　将来推計人口（平成29年推計）：出生中位・死亡中位推計」。
出典：厚生労働省編『令和 4 年版　厚生労働白書（資料編）』2022年。

図表 1 - 4　がん死亡数の部位別順位（2021年）

	1 位	2 位	3 位	4 位	5 位
男　性	肺	大　腸	胃	膵　臓	肝　臓
女　性	大　腸	肺	膵　臓	乳　房	胃
男女計	肺	大　腸	胃	膵　臓	肝　臓

出典：国立がん研究センターがん情報サービス「がん統計」（厚生労働省「人口動態統
　　　計」）2021年。

であったが，翌年には5位と順位を下げた。この2017（平成29）年の肺炎の順位変動の主要因は，死因分類項目の変更（ICD-10 2013年版）によるものと考えられる。

5）感　染　症

　日本の感染症対策は，これまで1897年の「伝染病予防法」を起点として集団における感染症のまん延防止に重点をおいた枠組みの中で行われていた。しかし，インフルエンザの流行（1918年），エボラ出血熱（1976年），後天性免疫不全症候群：AIDS（1981年）といった世界規模での感染症の拡大を受け，伝染病予防法に代わる新たな感染症対策の基本法として「感染症の予防及び感染症の患者に対する医療に関する法律（感染症法）」などが制定されるに至った（1999年4月施行）。

　さらに，現下の新型コロナウイルス感染症に係る対策の推進を図るため，「新型インフルエンザ等対策特別措置等の一部を改正する法律」が制定された（2021年4月施行）。その主な取り組みはまん延防止等重点措置を創設し，営業時間の変更の要請，要請に応じない場合の命令等を規定し，併せて事業者や自治体などに対する支援を規定したものであった。そして，新型コロナウイルス感染症を感染症法において新型インフルエンザ等感染症と位置づけ，所要の措置を講ずることができることとし，併せて宿泊療養や自宅療養の要請について法律上の根拠を設ける等の措置を設けた。

　なお，新型コロナウイルス感染症の死亡者数は，1万6,766人（前年比1万3,300人増）で死亡率13.7となっている（「令和3年（2021）人口動態統計（確定数）の概況」）。

（2）生活習慣病の増加

　「国民医療費の概況（令和2〔2020〕年度）」によれば，医科診療費の内訳で悪性新生物（13％），心疾患（7％），高血圧性疾患（5％），脳血管疾患（6％），糖尿病（4％）となっている（図表1 - 5）。

　このように国民が1年間に医療機関等の保険診療に際して治療に要した費用全体の3分の1以上が生活習慣病関連を占めており，生活習慣病が国民の健康問題となっていることがわかる。この生活習慣病は，かつて「成人病」といわれていたが，1996年に当時の厚生省が「生活習慣病」と改称することを提唱して現在に至る。

　また，日本における三大死因である悪性新生物・脳血管疾患・心疾患のうち，とくに脳血管疾患や心疾患のリスクファクター（危険因子）となる動脈硬化症，糖尿病，高血圧症，質異常症など，いずれも生活習慣病に該当する。生活習慣病は遺伝的影響に加えて食習慣，休養，喫煙，飲酒などの生活習慣が発症・進行の要因に深く関与する疾患群を指し，この生活習慣病の代表ともいうべき2型糖尿病では，複数の遺伝因子に糖質の摂取過多，運動不足，ストレスなどの環境因子や加齢などが加わり発症する。

　このため，投薬の他に食事療法と運動療法を用いて血糖コントロールを図ることが重要となる。さらに，このような高血糖の状態が長期間続くと動脈硬化，心筋梗塞，脳卒中，閉塞性動脈硬化症など全身の血管障害に基づく合併症の出現率が高くなる。

　したがって，糖尿病のケアは，これらの合併症の予防と進行の阻止に加えて，加齢による日中の活動量の減少や生活不活発病等により運動そのものが困難なケース，また，従来の食習慣を変えることに抵抗がある，若しくは高齢の単身世帯や中高年層のひきこもりなど生活環境により「できない」ケースも散見されるため，社会全体で健康を支える取り組みを充実させていくことが大切である。

　こうした情勢を受けて，厚生労働省では2000年から国民健康づくり対策として「21世紀における国民健康づくり運動（以下，健康日本21）」を推進している。「健康日本21」とは「すべての国民が健やかで心豊かに生活できる活力ある社会とするため，壮年期死亡の減少，健康寿命（痴呆若しくは寝たきりにならない状態で生活できる期間）の延伸及び生活の質の向上を実現すること」

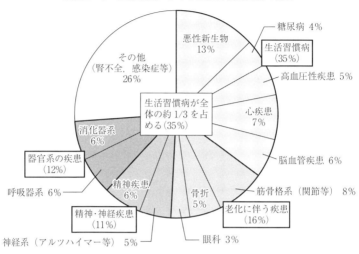

図表 1 - 5 医療需要における生活習慣病関連の割合

参考：経済産業省「2050年までの経済社会の構造変化と政策課題について」平成30年9月資料。
出典：厚生労働省「令和2（2020）年度 国民医療費の概況」2022年より筆者作成。

を目的としている。ここでは早期発見，早期治療の「2次予防」のみならず，
健康を増進し生活習慣病等の発病を予防する「1次予防」を重視し，9分野
（食生活・栄養／身体活動・運動／休養・心の健康づくり／喫煙／飲酒／歯の健康／
糖尿病／循環器病／がん）について数値目標を定め，健康づくりを社会全体で
支援する体制整備に取り組んでいる。

　さらに2003年5月には「健康日本21」を中核とする国民の健康づくり・疾
病予防をより積極的に推進する法的基盤を整備するため健康増進法が施行さ
れた。2008年には新たに内臓脂肪蓄積を基盤とした複合リスク病態であるメ
タボリックシンドロームおよびその予備群を2015年までに25％減少する目標
が追加され，より強力な生活習慣病撲滅対策として特定健診・特定保健指導
が推進されている。のちに「望まない受動喫煙の防止」に関する健康増進法
の一部改正も行われている（図表1-6）。

図表1-6　改正健康増進法の体系

子どもや患者等に特に配慮

第一種施設
- 学校，児童福祉施設
- 病院，診療所
- 行政機関の庁舎　等

○敷地内禁煙
　屋外で受動喫煙を防止するために必要な措置がとられた場所に，喫煙場所を設置することができる。

2019年
7月1日
施行

第二種施設
上記以外の施設*
- 事務所
- 工場
- ホテル，旅館
- 飲食店
- 旅客運送用事業船舶，鉄道
- 国会，裁判所　等
*個人の自宅やホテル等の客室など，人の居住の用に供する場所は適用除外

○原則屋内禁煙（喫煙を認める場合は喫煙専用室などの設置が必要）

経営判断により選択

屋内禁煙　　喫煙専用室設置(※)　　加熱式たばこ専用の喫煙室設置(※)

喫煙のみ　　飲食可

or

室外への煙の流出防止措置

経営判断等

【経過措置】
既存の経営規模の小さな飲食店
- 個人又は中小企業が経営
- 客席面積100㎡以下

○喫煙可能な場所である旨を掲示することにより，店内で喫煙可能

喫煙可能(※)

※全ての施設で，喫煙可能部分には，
　ア　喫煙可能な場所である旨の掲示を義務づけ
　イ　客・従業員ともに20歳未満は立ち入れない

喫煙専用室と同等の煙の流出防止措置を講じている場合は，
非喫煙スペースへの20歳未満の立入りは可能。

2020年
4月1日
施行

喫煙目的施設
喫煙を主目的とする施設
- 喫煙を主目的とするバー，スナック等
- 店内で喫煙可能なたばこ販売店
- 公衆喫煙所

○施設内で喫煙可能(※)

屋外や家庭など

○喫煙を行う場合は周囲の状況に配慮
（例）できるだけ周囲に人がいない場所で喫煙をするよう配慮。
　　　子どもや患者等，特に配慮が必要な人が集まる場所や近くにいる場所等では喫煙をしないよう配慮。

2019年
1月24日
施行

出典：厚生労働省 HP「受動喫煙対策」（https://www.mhlw.go.jp/content/10900000/000469083.pdf，2021年10月15日アクセス）。

2　医療施設から在宅医療へ

（1）「社会的入院」

　1973年の老人医療費無料化を契機に増大したとされる高齢者の「社会的入院」は，日本の医療提供体制における最大の課題として長く位置づけられてきた。ここでは「社会的入院」が社会問題化した経緯とその解決に向けた保健医療・福祉政策に関して解説する。

　日本は1961年に国民皆保険制度を成立させ，国民の誰もが全国の保険医療機関で公的保険によって医療を受けることができ，それまで経済的な理由から医療機関を受診できなかった人々も安心して受診できるようになった。いわばフリーアクセスの実現である。 1963年には老人福祉法が制定し，特別養護老人ホームの創設や老人家庭奉仕員（ホームヘルパー）の法制化を図りながら，高齢者福祉サービスが整備されていった。

　その後も高度経済成長を背景に，1973年に老人医療費の無料化が導入されたことにより，70歳以上（寝たきり等の場合65歳以上）の高齢者に対し，医療保険の自己負担分を国と自治体で負担することとなった。この無料化によって高齢者が受診しやすくなった一方で，必要以上の受診，"薬漬け"医療の誘発など過剰な受診・診療の問題が表出していった。事実，高齢者の外来受診率や入院受診率で無料化の導入前は，ほかの世代と大きな差異はなく，導入後に急増するといった現象をもたらした。その結果，社会保障関係費の財政を急速に圧迫し，1970年代の社会保障給付費の内訳では「医療」が約6割を占める，といった具合である（図表1-7）。

　その他，介護を必要とする高齢者が在宅や施設での受け皿がないため，病院への入院を余儀なくされるケースや，介護施設との費用負担の格差と手続きの容易さから医療機関への入院を選択するという事態をもたらした。やがて外来診療の「デイサービス化」や，医療機関の「介護施設化」といった

図表1-7　社会保障給付費の推移

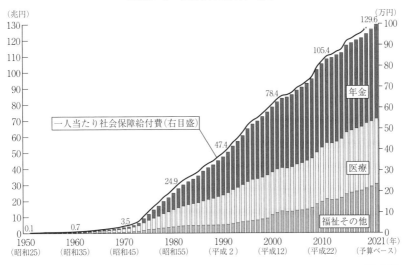

	1970	1980	1990	2000	2010	2021（予算ベース）
国民所得額（兆円）A	75.3	248.4	451.7	537.6	504.9	559.5
給付費総額（兆円）B	3.5(100.0%)	24.9(100.0%)	47.4(100.0%)	78.4(100.0%)	105.4(100.0%)	129.6(100.0%)
（内訳）年金	0.9(25.7%)	10.3(41.4%)	23.8(50.1%)	40.5(51.7%)	52.2(49.6%)	58.5(45.1%)
医療	2.1(60.0%)	10.8(43.4%)	18.6(39.3%)	26.6(33.9%)	33.6(31.9%)	40.7(31.4%)
福祉その他	0.6(17.1%)	3.8(15.2%)	5.0(10.6%)	11.3(14.4%)	19.5(18.5%)	30.5(23.5%)
B／A	4.7%	10.0%	10.5%	14.6%	20.9%	23.2%

注：図中の数値は，1950,1960,1970,1980,1990,2000及び2010並びに2021年度（予算ベース）の社会保障給付費（兆円）である。

資料：国立社会保障・人口問題研究所「平成30年度社会保障費用統計」，2020〜2021年度（予算ベース）は厚生労働省推計，2021年度の国内総生産は「令和3年度の経済見通しと経済財政運営の基本的態度（令和3年1月18日閣議決定）」。

出典：厚生労働省編『令和4年版　厚生労働白書（資料編）』2022年（https://www.mhlw.go.jp/wp/hakusyo/kousei/21-2/dl/all.pdf，2022年1月6日アクセス）。

「社会的入院」を助長していると指摘されるようになった。

　このような傷病に依らない社会的入院が引き起こす社会問題には，①慢性的病床数の不足（不必要な入院が病床の満床状態を招き救急医療へ波及した結果，「救急難民」を生み出した）②患者本人の自立を阻害し，長期入院を助長（患者が長期間の入院によって外部との関係性が途絶え，社会性や生活習慣の獲得の困難さ

から，さらに退院が難しくなる）③医療費増大による社会保障関係費の著しい増加などがある。

　こうした諸問題に対応するため，1982年に老人保健法を制定し，高齢者に対して受診時の定額負担を導入した。その後の累次の改正で，医療と福祉のサービスを一体的に提供し，老人保健施設や在宅医療の拡充を図るため，老人訪問看護制度の創設や長期の療養にふさわしい療養環境と人員を備えた療養型病床群を制度化していった。さらに同法は2006年6月に公布された「健康保険法等の一部を改正する法律」により，2008年に「高齢者の医療の確保に関する法律」施行へと全面的に改正された。これにより75歳以上の高齢者に係る医療は，財政基盤の安定化を図るという考え方から，運営主体を広域連合（都道府県内の全市町村が加入）とし，従来の医療保険制度からは独立した後期高齢者医療制度を設けることとなった。

　このように一連の医療改革を経て「社会的入院」に対する対策は1980年以降，①在院日数を短縮化し退院の促進につなげる体制整備，②包括払い制の導入など診療報酬を改定し適切なサービスの量と質を担保，③急性期と慢性期医療を伴う病床の機能分化，④施設・在宅の高齢者福祉サービスの整備とさらなる拡充など「医療機能の分化・連携の推進」を掲げて取り組まれている（図表1-8）。

　さて，これまで日本の医療は病気を治すことに主眼が置かれ，治療すれば完治し，そこで医療サービスが完結する「病院完結型医療」モデルが主流であった。しかし，社会経済の変動や急激な勢いで加速する高齢化を背景に，認知症や生活習慣病など治癒が望めない，若しくは長期化する疾病の拡大といった疾病構造の変化を受け，従来の病院完結型医療で対応するには限界があった。

　そこで，2013年8月，『社会保障制度改革国民会議報告書──確かな社会保障を将来世代に伝えるための道筋』では，「必要とされる医療の内容は『病院完結型』から地域全体で治し，支える『地域完結型』に変わらざるを

図表1-8　高齢者医療制度の変遷

年代・社会背景	高齢化率	主な政策
1960年代　高齢者の増加と核家族化が顕著 高齢者福祉政策の始まり	5.7% (1960年)	1963年　老人福祉法制定 ・特別養護老人ホーム創設　　・1961年　国民皆保険・皆年金 ・老人家庭奉仕員（ホームヘルパー）法制化
1970年代　福祉元年 高齢者医療費の増大	7.1% (1970年) 高齢化社会	1973年　老人医療無料化 　　　　・1973年　第一次オイルショック 　　　　・1979年　第二次オイルショック
1980年代 社会的入院や寝たきり老人の社会的問題化 施設整備と在宅福祉推進	9.1% (1980年)	1982年　老人保健法の制定 　　　　・老人医療費の一定額負担の導入等 1989年　ゴールドプラン（高齢者保健福祉推進十か年戦略）の策定 　　　　・施設緊急整備と在宅福祉の推進
1990年代 ゴールドプランの推進 在宅介護の充実	12.0% (1990年)	1990年の福祉八法改正 在宅福祉サービスと施設サービスが市町村によって一元的・計画的に提供 1994年　新ゴールドプラン（新・高齢者保健福祉推進十か年戦略）の策定
介護保険制度の導入準備	14.5% (1994年) 高齢社会	1995年　高齢社会対策基本法 1997年　介護保険法成立 1999年　今後5カ年間の高齢者保健福祉施策の方向（ゴールドプラン21） 　　　　・施設福祉から在宅福祉へと具体的な数値目標
2000年代 介護保険制度の実施 在宅介護の発展	17.3% (2000年) 21.0% (2007年) 超高齢社会	2000年　社会福祉法 　　　　介護保険法（措置から契約へ） 2005年　介護保険法の一部改正（地域包括支援センター規定） 2008年　高齢者医療確保法 　　　　・70歳以上の後期高齢者保健事業・健康診査 　　　　・40〜74歳対象の特定保健審査と特定保健指導等 2011年　介護保険法の一部改正（地域包括ケアシステム） 2014年　介護保険法の一部改正（地域ケア会議の努力義務）

出典：筆者作成。

得ない」（下線筆者）とし，病院完結型から地域完結型へと転換する中で，人生の最終段階における医療のあり方は，高齢者が病院外で診療や介護を受けることができる体制を整備していく必要がある，と述べている。まさに，医療のパラダイムシフトを迎える転換期であり，疾患の「治療」だけではなく，病を抱えながら生活する患者とその家族に対して，地域で医療・介護サービスを通じて支援していくという新たな医療のあり方が示されたといえる。

（2）在宅医療の役割と課題

　これまで医療提供体制の骨格は都道府県を中心に取り組まれてきた。しかし，2014年6月に「地域における医療及び介護の総合的な確保を推進するための関係法律の整備等に関する法律（医療・介護総合確保推進法）」が成立した

ことによって，介護保険制度における地域支援事業の一環として，在宅医療・介護連携の推進などと合わせ，全国一律の予防給付（訪問介護・通所介護）を市町村が実施していくこととなった。2015年の同法改正では，地域包括ケアシステムの構築に向けた在宅医療と介護の連携推進，地域ケア会議の推進，新しい介護予防・日常生活支援総合事業の創設などが取り入れられた。そして，2017年に「地域包括ケアシステムの強化のための介護保険法等の一部を改正する法律」で地域包括ケアシステムの深化・推進と介護保険制度の持続可能性の確保の2本柱を軸に「日常的な医学管理」や「看取り・ターミナル」等の機能と，「生活施設」としての機能とを兼ね備えた新たな介護保険施設を創設し，さらなる医療と介護の連携推進を図った。こうした一連の施策は地域共生社会を見据えた地域包括ケアシステムの実現に向けた取り組みである。

　地域包括ケアシステムでは，すべての高齢者を自ら生活を営む主体的な生活者として捉える視点が盛り込まれ，病や障害，加齢と共に生きる人々，そして，人生の最期を迎える人々の地域での継続した暮らしを実現するため，それぞれの地域の実情に合った医療・介護・介護予防・生活支援・住まいが一体的に提供される体制の構築と推進が掲げられた。今や，あらゆる生活場面で地域を拠点とした専門職らの「連携と協働」のあり方が在宅療養者とその家族のQOL（Quality of Life：生活・生命）の質，そしてQOD（Quality of Death：よい死）の質にまで大きく関わることは容易に想像できる。

　そこで，いかに人々が住み慣れた地域で，その人らしい生活を支援できる体制づくりを整備し，持続可能なものとしていくかが問われることになる。

　厚生労働省が国民に行った2017年の意識調査では，在宅療養への移行や継続することを阻害する要因として，「介護してくれる家族等に負担がかかる」が最も回答として多く，家族への負担を心配する意見が挙がった（図表1-9）。

　次に「病状が急に悪くなった時にすぐに入院できるか不安」「病状が急に

図表 1 - 9　在宅療養移行や継続の阻害要因

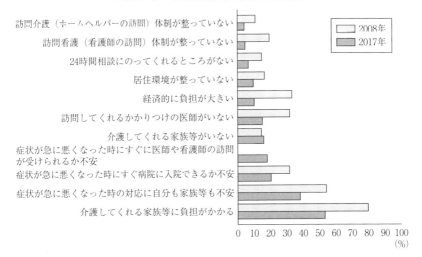

出典：厚生労働省「終末期医療に関する意識調査等検討会報告書（平成20年10月27日，第1回終末
　　　期懇談会：資料），「平成29年度 人生の最終段階における医療に関する意識調査報告書」を基に
　　　筆者作成。

悪くなった時にすぐ医師や看護師の訪問が受けられるか不安」など急変時の
対応・受け入れ体制への不安が挙げられた。そして，「訪問介護体制が整っ
ていない」や「訪問看護体制が整っていない」「訪問してくれるかかりつけ
の医師がいない（往診してくれる医師がいない）」といった在宅医療サービス供
給量不足（人材を含め）と体制の不備が並ぶ。また，「24時間相談にのってく
れるところがない」「病状が急に悪くなった時の対応に自分も家族等も不安」
など常に相談や助言，対応を求めた際に受けることのできるコーディネート
機能の充実があったほか，「居住環境が整っていない」「経済的に負担が大き
い」や核家族化や単身世帯・未婚率の増加などの社会情勢を反映し，そもそ
も「介護してくれる家族等がいない」といった意見もあり，在宅医療の質の
向上・効率化，医療・介護の連携を含め広域的なネットワーク形成の強化，
関連する制度・政策を網羅した包括的・総合的な支援の必要性が示された。

ここでは先の調査結果を踏まえ，今後，在宅医療を推進する上で考慮すべき主な課題をいくつか記載する。

1）患者とその家族

　在宅療養では，療養の内容や療養そのものについて，患者本人とその家族との意向が一致しない場合が想定される。患者本人が希望する生活の実現には，家族の理解と協力が不可欠となる。このため，家族を踏まえた支援が重要である。

2）連携と協働への取り組み

　在宅医療を展開するには，「チーム医療」の実践が基本となる。

　このチーム形成とその運用には，患者本人やその家族の状況によって医師，看護師，薬剤師，理学療法士，介護福祉士など幅広い専門職（多職種）が関わるだけではなく，医療保険，介護保険，障害者施策，生活保護，行政機関など異なる制度やサービス提供施設が複合的重層的に関わりながら展開されている。

　加えて，診療報酬では在宅医療の対象者は「在宅での療養を行っている患者であって，疾病，傷病のために通院による療養が困難な患者」とされ，保険医療機関，介護老人保健施設，または介護医療院で療養を行っている患者以外の患者をいう。そのため，在宅医療を提供する場は有料老人ホームやサービス付高齢者向け住宅など患者の自宅だけではなく，多様な居住の場であることから，患者個々の病状が異なることはもちろんだが，異なる専門性と役割・機能を有する関係者，異なるサービス提供の場（患者の居住環境）があることを踏まえた支援が大切である。したがって在宅医療の支援には，本人とその家族の生活の継続性を尊重した上で，早期発見や予防的観点から保健・医療・福祉・介護・生活保護など民間企業や学校，行政機関といった生活全般にわたる広域的な連携による取り組みが求められる。

　こうした連携の実践が，多くの専門的知見や経験を集約し，地域の実態に即したPDCAサイクル（Plan：計画→ Do：実行→ Check：評価→ Action：改善）

を運用することで効果的なサービス提供を可能にしうる。

3）24時間在宅医療提供体制の充実（医療・介護サービス提供の恒常的実施）

　近年，保健医療サービスの地域間格差がより顕著となっている。人口構造の推移からみれば，75歳以上人口が今後も増加する都市部と75歳以上人口の増加は緩やかだが，人口そのものが減少する地方とでは，保健医療サービスの質と量に大きな差異が生じている。とりわけ，山間部や過疎地域においては，無医地区や専門医が不在のところも多く，健康問題の早期発見や早期治療が遅滞するケースも少なくない。また，療養者宅への移動距離もあるため，迅速に訪問診療や訪問看護で対応できないケースも顕在化している。

　一方，都市部では高齢者数が総体的に多く情報網も発達しているため，彼らの医療的ニーズは周囲に発信しやすく，迅速な対応も可能である反面，近隣との関係性が乏しく，かつ地域とのつながり（地縁）も薄いため，支援のためのネットワークの構築が難しい現状下にある。これにより一人暮らしの高齢者や閉じこもり状態の住民が，保健医療のサービスから取り残されるといった事態が危惧される。

4）コーディネート機能の強化

　在宅で療養者を抱える家族や本人にとって，病状が急変した際の対応や入院などの十分な体制が常に整えられているのか，早朝や夜間の救急対応は可能であるかなど，医療ニーズが高い療養者にとっては，安心かつ安全な在宅での療養環境の確保は，本人とその家族の生命と生活に関わる大きな課題である。そのため，医療や介護資源を必要に応じてタイムリーに在宅療養者につなげる高いコーディネート機能を有した人材の養成と体制の整備が必要となる。

　ここに取り組み事例として，大阪市の実践を紹介する。大阪市では，「高齢者等が疾病を抱え，医療と介護の両方を必要とする状態になっても，住み慣れた地域で自分らしい暮らしを人生の最期まで続けることができるよう，医療関係者・介護関係者の連携を支援し，医療と介護が切れ目なく提供でき

る体制づくりを進めていく」ことを目的に，高齢者等在宅医療・介護連携に関する『相談支援室』を設置し専任の在宅医療・介護連携支援コーディネーターを配置している（図表1-10）。

　主な業務としては，①医療と介護の「橋渡し役」，②医療・介護関係者や，関係機関との「顔の見える関係」の構築，③切れ目のない医療・介護の提供体制構築のための「医療・介護分野における課題抽出と解決に向けた取組支援」，④医療・介護関係者のスムーズな「情報共有」の支援，⑤在宅医療・介護連携推進事業担当の区役所職員との連携である。

　こうした取り組みによって，療養者らのこれまで常態化していた医療への距離的・物理的・時間的・心理的障壁，そして，情報の障壁を軽減し，円滑な医療へのアクセスの実現化に向けた試みがなされている。

　また，2018年度には診療報酬が改定され，情報通信機器を活用した診療について，対面診療の原則に基づき，有効性や安全性等への配慮を含む一定の要件を満たすことを前提に，オンライン診療料が新設された。これは地方部や過疎地域にとどまらず，都市部であっても常に支援が必要な人へ必要な支援を迅速につなげるためのツールが加わったといえよう。医療・介護へのアクセス困難者を生み出さないためにもオンライン診療の果たす役割とその可能性は大きい。

　このオンライン診療だが，新型コロナウイルス感染症の流行により医療機関を受診することが困難となった患者や，宿泊療養施設の患者への医療提供手段の一つとして大いに用いられることとなった。人々の医療機関への受診状況に鑑みて時限的・特例的な対応がされ，電話や情報通信機器を用いた診療や服薬指導など一定の要件の下で実施されている。

　今後，さらなる情報通信技術の進展に伴い，情報通信機器を用いた診療の普及が一層進んでいくと考えられる。

　なお，オンライン診療とは「遠隔医療のうち，医師－患者間において，情報通信機器を通して，患者の診察及び診断を行い診断結果の伝達や処方等の

図表 1-10 大阪市の実践

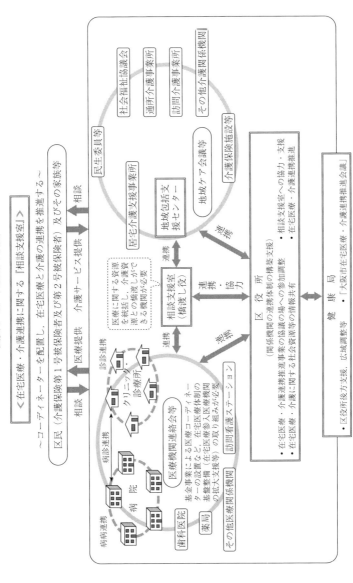

出典：大阪市 HP（https://www.city.osaka.lg.jp/kenko/page/0000376285.html、2021年10月 3 日アクセス）。

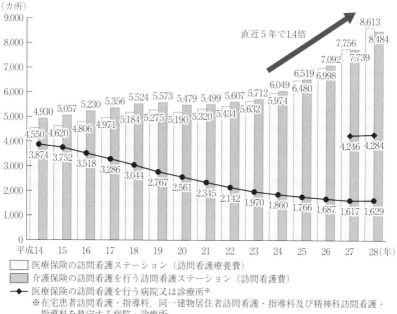

図表 1 - 11　訪問看護の実施事業所・医療機関数の年次推移

出典：厚生労働省「社会保障審議会─介護給付費分科会　第142回（H29.7.5）参考資料 2 」2017年
　　　（https://www.mhlw.go.jp/file/05-Shingikai-12601000-Seisakutoukatsukan-Sanjikanshitsu_
　　　Shakaihoshoutantou/0000170290.pdf, 2021年10月 3 日アクセス）。

診療行為を，リアルタイムにより行う行為」とされている（『オンライン診療
の適切な実施に関する指針』平成30年 3 月《令和 4 年 1 月一部改訂》厚生労働省）。

5 ）在宅医療サービス供給量と質の拡充

　厚生労働省は2015年より都道府県に地域医療構想の策定を義務づけた。そ
の背景には，従来の急性期機能を中心とした医療から在宅医療へと転換を図
り，加齢により生じる慢性期疾患や終末期など，いっそう増加する高齢者層
を対象とした医療ニーズに応じたことが主にある。患者の在宅での治療や療
養を可能とするには，訪問看護ステーションや在宅療養支援診療所など在宅

医療に関する社会資源の量と質の拡充が重要となる。例えば訪問看護ステーションに着目すると，その数は近年の増加が著しい一方で，訪問看護を行う病院・診療所は医療保険で実施する病院・診療所が多く，介護保険を算定する病院・診療所は減少傾向にある（図表1-11）。

　本来，サービス提供は病院・診療所と訪問看護ステーションの両者から行うことができるが，利用者は年齢や疾患，状態によって医療保険制度又は介護保険制度が適応されることになる。さらに介護保険の給付は原則，医療保険の給付より優先されるため，要介護被保険者等は，末期の悪性腫瘍，難病患者，急性増悪等による主治医の指示があった場合などに限り，医療保険の給付で訪問看護が行われる。このため，医療保険上での訪問看護では難病，悪性新生物など医療依存度の高い患者が増加傾向にある。

　また，訪問看護に従事する事業者には小規模事業所が多く小規模ほど，経営が難しい状況にあるといわれている。したがって，安定的な経営と雇用体制，そして，従事する人材の養成と確保，継続した教育体制が急務といえる。

　その他の課題としては，地域における的確な医療・介護の社会資源の把握と恒常的検証システムの充実，将来の需要を捉えた社会資源の創設，災害時の在宅医療の体制，そして在宅医療関連の諸制度などが挙げられる。

3　保健医療における福祉的課題

（1）依 存 症

　人が「依存」する対象は様々だが，代表的なものにアルコール・薬物・ギャンブルなどが挙げられる。また，近年では習慣的に用いられるタバコなどの嗜好品によるものも疾患として扱われるようになり，2019年には世界保健機構（WHO）の国際疾病分類が改定され，ICD-11でゲーム依存症が精神疾患に分類されるなど，私たちの暮らしに「依存症」は身近なものとなっている。

そもそも「依存」とは，『精神保健福祉用語辞典』(中央法規出版，2004年)によると「ある存在やものに頼ろうとする人間の状態」とされ，この依存には，精神的にアルコールや薬物を求める強い欲求があって抑制できない「精神依存」と，禁断によって明らかな身体症状を示し，それを与えれば禁断症状が消える「身体依存」の2つの種類がある。このような特定の物質や行為・過程に対し，「やめたくても，やめられない」状態をいわゆる依存症と呼ぶ。

こうした依存症は適切な治療とその後の支援によって，回復可能な疾患である反面，再発頻度の高い疾患でもある。このため，継続した支援体制が求められるとともに依存症にある本人とその家族が，その疾患に関する正しい知識と理解を深めていくことが必要である。また，周辺住民らの依存症への偏見や差別も未だ実在するため，彼らを早期に発見し，適切な治療や支援につなげることがより難しくなっている。

したがって，地域住民含め社会全体で依存症に関する理解の深化に努め，依存症本人とその家族を地域社会の中で「孤立化」させないことが重要である。

（2）認 知 症

『平成29年版　高齢社会白書』における65歳以上の認知症高齢者数と有病率の将来推計についてみると，2012年は認知症高齢者数が462万人と，65歳以上の高齢者の約7人に1人（有病率15.0%）であったが，2025年には約5人に1人になるとの推計が示された。高齢化が急速の一途をたどる日本では，認知症の要因に加齢が考慮されることから，超高齢社会で暮らす誰もが認知症になりうる身近なものとなっている。

ICD-10 [3]（国際疾病分類第11回改訂版）によれば，認知症とは「通常，慢性あるいは進行性の脳疾患によって生じ，記憶，思考，見当識，理解，計算，学習，言語，判断等多数の高次脳機能の障害からなる症候群」とされており，いったん正常に達した認知機能が後天的な脳の障害によって低下し，日常生

活・社会生活全般に支障をきたす状態をいう。

　認知症の症状は，中核症状（記憶障害や見当識障害，失語，失認，失行，遂行機能障害など）と行動・心理症状（以下，BPSD）に大別でき，中核症状とは，脳機能が低下することで直接的に表出する症状で，脳の損傷部位によって，どのような中核症状が現れるか，ある程度の予想が可能である。またBPSD（Behavioral and Psychological Symptoms of Dementia）は周辺症状とも呼ばれ，中核症状を基に本人の性格や環境，心理状態によって出現するため，本人を取り巻く生活環境を整えることによって症状の改善が見込める。

　次に，日本の近年の認知症施策をみると，認知症施策推進関係閣僚会議において，2019年に「認知症施策推進大綱」がとりまとめられた。同大綱では認知症の発症を遅らせ，認知症になっても希望を持って日常生活を過ごせる社会を目指し，認知症の人や家族の視点を重視しながら，「共生」と「予防」を車の両輪とした施策を推進していくことを基本的な考え方としている。

　なお，認知症施策推進大綱上の「予防」とは「認知症にならない」という意味ではなく，「認知症になるのを遅らせる」「認知症になっても進行を穏やかにする」という意味である。こうした基本的な考え方のもと，施策の強化を図りつつ，2015年に策定した「認知症施策推進総合戦略——認知症高齢者等にやさしい地域づくりに向けて（新オレンジプラン）」における取り組みを再編し，①普及啓発・本人発信支援，②予防，③医療・ケア・介護サービス・介護者への支援，④認知症バリアフリーの推進・若年性認知症の人への支援・社会参加支援，⑤研究開発・産業促進・国際展開の5つの柱に沿って施策を推進していくこととしている。

　具体的には，新オレンジプランで推進してきた施策に加え，チームオレンジ（認知症サポーターのさらなる活動の場の推進）やピアサポート活動（本人発信支援）といった新規・拡充施策が盛り込まれた（対象期間は2025年まで）。

　このように認知症本人の視点に立ち，「本人とともにつくる」共生社会の実現を見据えた取り組みがなされている。認知症は介護と医療が併存してい

る場合があり，介護施設や医療機関での入院，在宅での療養など彼らの住まいもその病態の状況に応じて移行していくため，適時サービス利用に必要な情報を共有・抽出できるよう ICT（Information and Communication Technology：情報通信技術）の積極的活用や，相談から入院・療養・生活の維持に至る一連のプロセスを切れ目なく支える支援体制の強化を図る必要がある。

（3）自殺予防

『令和2年版　自殺対策白書』によると，2019年の自殺者数は2万169人で，前年に比べて671人（3.2％）減少した。性別では，男性が全体の69.8％を占めている。また年齢別の状況についてみると50歳代が全体の17.0％を占め，次いで40歳代（17.0％），70歳代（14.5％），60歳代（14.4％）の順となっている。このように日本の自殺者層をみると男性の中高年層が多く，自殺死亡率は男女ともにアメリカやドイツ，フランスなど主要国のうちで高い水準にある。原因・動機については「健康問題」が最も多く，次いで「経済・生活問題」「家庭問題」「勤務問題」の順となっており，疾病等のほか，失業や倒産，多重債務，長時間労働などの社会的・経済的問題，職場や学校，家庭の問題といった様々な社会的要因が複合的に絡み合って起きているケースも多い。

　1998年以降，自殺者が3万人を超えたことを受け，日本は2006年に<u>自殺対策基本法</u>の制定以降，自殺は「個人の問題」から「社会の問題」へと移り，国を挙げて自殺対策が総合的に推進されてきた結果，自殺者数の年次推移は漸減傾向にあるが，いまだ2万人を維持しており，楽観視できない状況にある。同法の第20条で，「国及び地方公共団体は，自殺未遂者が再び自殺を図ることのないよう，自殺未遂者等への適切な支援を行うために必要な施策を講ずる」とし，「<u>自殺総合対策大綱</u>（2007年6月8日閣議決定）」では，9つの当面の重点施策の一つとしてゲートキーパーの養成を掲げた。<u>ゲートキーパー養成</u>は，心理，社会的問題や生活上の問題，健康上の問題を抱えている人など，自殺の危険を抱えた人々のサインに気づき，適切な対応（悩んでい

る人に気づき，声をかけ，話を聞いて，必要な支援につなげ，見守る）を図ること
ができる人材の養成を目指し，一定の研修を受講するもので，かかりつけ医
をはじめ，保健師，看護師，ケアマネジャー，教職員，民生委員，児童委員，
行政機関の各種相談窓口担当者，ボランティア，家族や同僚，友人といった
様々な立場の人たちが，このゲートキーパーの役割を担うことが期待されて
いる。

　加えて，2012年度および2016年度の診療報酬の改定で，入院した自殺未遂
者への支援に関する評価の新設や2018年度以降，「自殺未遂者等支援拠点医
療機関整備事業」や「精神科救急医療体制整備事業」などによって，自殺未
遂者の体制整備に取り組み，対策の向上を図っている。

　しかしながら，昨今，新型コロナウイルス感染症の拡大による景気悪化に
伴い，不安定な雇用や失業者の増加から経済格差が顕著となり健康格差とも
連動し，疾病の重篤化や自殺，虐待の発生件数も増加傾向にあることが指摘
されている。今後，そうした問題にも対処すべく経済的基盤の再構築に加え，
継続した①適切な精神保健医療福祉サービスを受けられるように精神科医療，
保険，福祉等の各施策並びに専門職の連動性とこれに付随する専門職配置と
質の向上，②自殺対策に資する居場所づくりの推進，③自殺の予防と対応に
関する知識を身近な生活の場（職場・学校等）で周知④家族などの身近な支
援者に対する支援の拡充が求められる。

（4）虐待予防

　虐待防止法は対象者別に，「児童虐待の防止等に関する法律（児童虐待防止
法）」「配偶者からの暴力の防止及び被害者の保護等に関する法律（DV 防止
法）」「高齢者虐待の防止，高齢者の養護者に対する支援等に関する法律（高
齢者虐待防止法）」，「障害者虐待の防止，障害者の養護者に対する支援等に関
する法律（障害者虐待防止法）」がある（図表1 - 12）。

　これらの制度や関係法によって虐待の防止等に関する施策を推進し，彼ら

図表 1-12　虐待防止に係る関連法の概要

	児童虐待防止法	DV 防止法	高齢者虐待防止法	障害者虐待防止法
制定	2000年	2001年	2005年	2011年
類型	虐待の類型	配偶者の暴力	虐待の類型	虐待の類型
	・身体的虐待 ・性的虐待 ・保護の怠慢・拒否 　(ネグレクト) ・心理的虐待	・配偶者からの身体 　に対する暴力 ・心身に有害な影響 　を及ぼす言動	・身体的虐待 ・性的虐待 ・心理的虐待 ・放棄・放置（ネグ 　レクト） ・経済的虐待	・身体的虐待 ・性的虐待 ・心理的虐待 ・放棄・放置（ネグ 　レクト） ・経済的虐待
対象者の範囲	保護者の範囲	配偶者の範囲	高齢者虐待の範囲	障害者虐待の範囲
	・親権を持つ者 ・未成年後見人その 　他の者で児童を現 　に監護する者	・配偶者と事実上婚 　姻関係にある者も 　含む ・元配偶者も含まれ 　る ・男女を問わない	・養護者 ・要介護施設従事者 　等	・養護者 ・障害者福祉施設従 　事者等 ・使用者
動向	・虐待被害者7歳か 　ら12歳が最多 ・虐待者は実母が最 　多，次に実父（平 　成30年度福祉行政 　報告例（厚労省））	2018（平成30）年度 全国の配偶者暴力相 談支援センターへの 相談件数11万4,481 件	養護者・施設従事者 の虐待別順位①身体 的虐待②心理的③介 護等放棄④経済的⑤ 性的虐待 [1]	養護者の虐待別順位 ①身体的虐待②心理 的③経済的④放棄・ 放置⑤性的虐待 [2]

注：(1)　平成30年度高齢者虐待の防止，高齢者の養護者に対する支援等に関する法律に基づ
　　　　く対応状況などに関する調査結果。
　　(2)　平成30年度都道府県・市町村における障害者虐待事例への対応助教等（調査結果）。
出典：筆者作成。

　の権利利益の擁護に資することを目的として取り組まれている。

　たとえば，高齢者虐待の防止では，基本的な視点として①発生予防から虐
待を受けた高齢者の生活の安定までの継続的な支援，②高齢者自身の意思の
尊重，③虐待を未然に防ぐための積極的なアプローチ，④虐待の早期発見・
早期対応，⑤高齢者本人とともに養護者を支援する，⑥関係機関の連携・協
力によるチーム対応などがある。高齢者虐待の発生には，家庭内での人間関
係や過度な介護負担，経済的な問題など様々な要因が影響しており，支援に

あたっては高齢者や養護者の両者の生活を捉える視点が重要となる。

　また，高齢者虐待防止法が対象としているのは，「現に養護する者（養護者）」による虐待であるため，自立した65歳以上の夫婦間で起こる暴力などの場合には本法の対象とならず，基本的にはDV防止法や刑法等での対応となるうえ，65歳以上の障害者ケースでは高齢者虐待防止法と障害者虐待防止法のいずれの支援対象にもなるが，両者間に優先劣後の関係はないため，障害所管課と連携し被虐待者の状況に応じて各法律に基づいて対応することになる。

　ただし，医療機関での高齢者虐待のケースになると医療法の規定に従って対処することとなる。こうして発生予防から通報等による事実確認，生活の安定に向けた支援に至る各段階において，複数の制度や関係者（介護保険，高齢者福祉，障害，医療，生活保護の担当部局等）が連携を取りながら，高齢者や養護者の生活を横断的にチームとして支援できる体制を構築し，虐待事例に対応することが望まれる。

　最後に，介護・医療サービスの拒否や家族や地域住民との関係の希薄さなどから社会から孤立し，日常の生活行為や心身の健康維持が困難な状態となる「セルフ・ネグレクト」について言及する。このようなセルフ・ネグレクト状態にある高齢者は高齢者虐待防止法の対象外であるが，老人福祉法において，高齢者の権利擁護の観点から，「やむを得ない事由の措置」として対応がなされている。彼らは認知症のほか，精神疾患・障害，軽度の知的障害，アルコール依存関連の問題を有しているケースも多いことから，自身の状況を自認できず，そのため，通報や発見された時には生命・身体に重大な危険が生じていることもあり得る。彼らは「家庭」といった場でプライバシーが十分に保護されている反面，閉鎖的ともいえる状況に陥りやすいため，早期発見や早期対応をさらに困難なものにしている。近年では若者層にも同様のケースが散見され，現在進行形で私たちの日常生活に迫りつつある社会問題といえる。

注

⑴　公的統計を疾病，傷害及び死因別に表示する場合の統計基準として「疾病，傷害及び死因の統計分類」が定められている（厚生労働省）。その分類は「世界保健機関（WHO）」が定める「疾病及び関連保健問題の国際統計分類（ICD）」に準拠して作成・変更されている。なお，ICD：International Statistical Classification of Diseases and Related Health Problems とは，異なる国や地域から，異なる時点で集計された死因や疾病のデータの記録，分析，比較を行うために国際的に統一した基準で設けられた分類である。

⑵　障害は差別用語との指摘があるが，本書では法名に従い，障害と表記する。

⑶　2018年6月に世界保健機関（WHO）が国際疾病分類第11版（以下，ICD-11）を公表し，2019年5月に世界保健機関（WHO）の総会で承認された。2021年現行では ICD-10が使用されているが，前回の改訂から約30年ぶりとなる。なお，WHO は2022年1月に，ICD-11を正式に発効している。

参考文献

厚生労働省「地域における医療・介護の連携強化に関する調査研究調査報告書」エヌ・ティ・ティ・データ経営研究所，2018年。

社会保障制度改革国民会議「社会保障制度改革国民会議報告書（抜粋版）」，2013年。

日本医療社会福祉協会／日本社会福祉士会編『保健医療ソーシャルワーク──アドバンス実践のために』中央法規出版，2017年。

前川厚子編『在宅医療と訪問看護・介護のコラボレーション　改訂2版』オーム社，2015年。

老人の専門医療を考える会編著『症状・疾病でわかる　高齢者ケアガイドブック──医療依存度の高い要介護者へのアプローチ』中央法規出版，2012年。

─── 現場は今 ───

　新型コロナウイルス感染症の拡大で病床が逼迫し，日本の医療崩壊の危機を身近に感じた人も少なくないだろう。世界的に感染が拡大した2020年 3 月に WHO（世界保健機関）が新型コロナウイルス感染症のパンデミックを宣言し，私たちに衝撃を与えたことは記憶に新しい。しかし，その一方で，感染症拡大が在宅医療の技術革新や推進の追い風となったことも事実である。

　感染症が拡大した当初，在宅医療は感染のリスクから利用控えが懸念されていた。しかし，感染症に関する知識が普及するにしたがって，適切な感染予防の実施と受診・受療環境を考慮すれば，通院や入院治療から在宅医療に切り替えるケースも時間的経過とともに多くなっていた。こうした在宅医療の需要の高まりを受け，ICT 化が飛躍的に推進し，離島など遠隔地などで導入されていたオンライン診療の果たす役割は，コロナ禍で患者との接触をできるだけ減らし感染リスクを軽減するという副次的な産物を生むことになった。そして，これは在宅医療の領域に「急性疾患の治療」といった高度な医療ニーズにも対応し得る新たな可能性を示した。

第2章	保健医療に係る倫理

学びのポイント

医療技術の進展や平均寿命の伸長などを背景に，人々が求める「健康」や人としての「尊厳」も多様化していった。一方で，その人らしい人生をいかに過ごすか，人生の最期をどう迎えるか，自己実現への探求は尽きない。ここでは，患者とその家族の人権を擁護し，「生と死」が共存する医療現場でソーシャルワーカーとして患者にとって最善の利益を支援する際，重要となる保健医療に係る倫理について解説する。

1 自己決定権の尊重

（1）インフォームド・コンセント

1）歴史的背景

1960年代に入った頃，アメリカでは女性解放運動や反戦運動など様々な人権運動が起こり始めた。その人権運動の一つとして患者の人権にも社会の関心が集まり，改善を求める運動が盛んになっていった。それまで患者の権利とその責任は医師にあり，医師は自己の専門的判断のもと治療を行うべきという言説が社会の主流であった。

そこには患者の自己決定権や患者主体といった概念は乏しく，そうした医師らの患者に対する姿勢，権威的な態度といった医療のパターナリズムに対する厳しい批判の声が医療への改善運動へとつながり，その流れは生命倫理に関する学術研究にも波及していった。

1964年6月には，フィンランドのヘルシンキで開催された第18回世界医師

会総会で「ヘルシンキ宣言」が採択された。この宣言はヒトを対象とする医学研究に関わる医師，その他の関係者に対する指針を示す倫理的原則とされ，時代の要請とともに被験者の生命，健康，プライバシー及び尊厳を守ることや，インフォームド・コンセントに関する事項も盛り込まれた。加えて「ヒトを対象とする医学研究においては，被験者の福利に対する配慮が科学的および社会的利益よりも優先されなければならない」とし「患者の権利」と「ヒトを対象とする医学研究に対する倫理的指針」を世界に示す大きな役割を果たした。

　その後，1973年に制定されたアメリカ病院協会の「患者の権利憲章」では，①良質な医療を受ける権利，②患者の診断・治療・予後に関して知る権利，③患者の自己決定権（治療への決定と拒否）など主項目に加え，患者の権利と責任を具体的に示している。なお，同憲章はのちに「治療におけるパートナーシップ」と名称を変更した。

　また，1981年に第34回世界医師会総会で採択された「患者の権利に関するリスボン宣言」では，幾度かの改訂と修正の後，1995年に患者の権利を中心として①良質の医療を受ける権利，②選択の自由の権利，③自己決定の権利，④意識のない患者，⑤法的な無能力の患者，⑥患者の意思に反する処置，⑦情報を得る権利，⑧機密保持を得る権利，⑨健康教育を受ける権利，⑩尊厳を得る権利，⑪宗教的支援を受ける権利など計11項目が掲げられた。そこでは「序文」に「医師は，常に自らの良心に従って，また常に患者の最善の利益に従って行動すべきである」とし，「同時に患者の自律性（Patient Autonomy）と正義（Justice）を保証するために同等の努力を払わなければならない」と述べている。

　加えて，「医療提供に関わる医師，医療従事者または組織は患者の諸権利を認識し，擁護していくうえで共同の責任を負っている」とした。この改訂を機に，医師は患者の「Advocate（擁護者）」である，という概念が浸透していった。こうして医療従事者は患者の自律を尊重し，患者の権利の擁護者

であるとの立場を確認しつつ，行動することが求められるようになった。

　一方，日本における患者の権利運動は1980年代に始まり，1990年代初頭に
かけ，社会での議論の高まりとともに「患者の権利」という言葉が徐々に定
着していくことになる。そして，これらの運動は「患者の権利章典」（日本
生協医療部会，1991年）といった形で日本の医療機関として初めて正式に採択
された。

　この章典では「患者には，闘病の主体者として，次の権利と責任がある」
とし，①知る権利（病名，病状，予後，診療計画，処置や手術，薬の名前や作用・
副作用，必要な費用などについて，納得できるまで説明を受ける権利），②自己決定
権（納得できるまで説明を受けたのち，医療従事者の提案する診療計画などを自分で
決定する権利），③プライバシーに関する権利（個人の秘密が守られる権利および
私的なことに干渉されない権利），④学習権（病気やその療養方法および保健・予防
等について学習する権利），⑤受療権（いつでも必要，かつ十分な医療サービスを人
としてふさわしいやり方で受ける権利。医療保障の改善を国と自治体に要求する権
利），⑥参加と協同（患者自らが医療従事者とともに力を合わせ，これらの権利を
守り発展させる責任）が掲げられた。

　まさにこの頃は1999年の患者取り違え手術事故を筆頭に，2001年の抗がん
剤の過量投与事故，翌年の心臓手術事故など医療事故が相次いで報道され，
社会問題化しており，国民の医療への信頼が大きく揺らいだ時代でもあった。

　なお，インフォームド・コンセントとは「説明に基づく同意」とも表現さ
れ，手術や治療，検査などを受ける際，事前にその内容や期待される効果，
起こり得る危険性などについて医師から十分な説明を受けた後，患者が与え
る同意（もしくは拒否）することを意味する。具体的な「説明」には，①診
断の結果に基づいた患者の現在の症状を正しく伝える，②治療に必要な検査
の目的と内容を患者にわかる言葉で説明する，③治療や危険性のリスクを説
明する，④成功の確率を説明する，⑤その治療処置以外の方法があれば説明
する，⑥あらゆる治療法を拒否した場合にどうなるか，説明する等がある。

このインフォームドコンセントの成立要件の一つに「患者の同意」する能力が問われてくるが，同意する能力がない場合には家族や後見人などによる代理決定者が必要となる。したがって，医療において患者自身が自分に関わる情報を知り，自己決定し，患者の生命・健康維持と回復を図るといった一連のプロセスの実現には，医療サービス提供者と受給者双方にとってインフォームド・コンセントは不可欠なものといえる。

2）インフォームド・コンセントの法理

　医療提供に際して，前述した通り，患者には知る権利や選択する権利，自身で決定する権利が保障され，医師には説明する義務が存在する。インフォームド・コンセントの法理では，患者と医師の関係はこのような権利と義務が発生する医療契約の関係にあることも忘れてはならない。

　例えば，医療法第1条の4第2項で「医師，歯科医師，薬剤師，看護師その他の医療の担い手は，医療を提供するに当たり，適切な説明を行い，医療を受ける者の理解を得るよう努めなければならない」と示されている。また，日本医師会の職業倫理指針（2008（平成20）年改訂）では「医師は患者から同意を得るに先立ち，患者に対して検査・治療・処置の目的，内容，性質，また実施した場合およびしない場合の危険・利害得失，代替処置の有無などを十分に説明し，患者がそれを理解したうえでする同意，すなわち『インフォームド・コンセント』を得ることが大切である」と明記され，かつ「医療は医師と患者の共同行為であり，医師が患者の意思を尊重しなければならないことは当然であるが，患者も相応の責任を果たさなければならない」としている。

3）患者の意思決定支援

　インフォームド・コンセントの概念が広く社会に浸透していく中，医療の現場では，本人にとって最良の医療は何かを考え，決断するためのプロセスとして，「共同意思決定」（shared decision-making：SDM）が重視されつつある。これは医療従事者側からは医学的な情報を患者側に伝え，患者は自身の

死生観を含めた価値，目的，意向，治療の経済的負担などを含めた生活と人生に関する情報を伝え，双方のコミュニケーションを介して共同で医療に関する意思決定を行うプロセスである。すなわち，患者主体の視点から適切な治療や検査方針を医療従事者側と患者側の両者が協働しながら選択するという考えであり，近年ではこうして一人ひとりの患者の意思決定支援に際し，患者本人と医療従事者らが協働する「患者参加型医療」も国際的に注目されている。

　こうした患者の権利を尊重した動きは，次の調査結果からもわかる。「令和 2 （2020）年受療行動調査（厚生労働省）」によると「医師からの説明の有無，説明の程度」の質問項目で，医師から「説明を受けた」者は外来で96.8％，入院で94.2％を示した。また，医師から説明を受けた者について，「説明は十分だった」と回答した者は外来で94.5％，入院で93.1％と外来診療・入院診療ともに患者への説明の実施及びその満足の程度が 9 割を超えていた。さらに，医師から診断や治療方針の説明を受けた者が，疑問や意見を医師に「伝えられた」と回答した者は外来で87.6％，入院で81.8％となり，「伝えられなかった」は外来で6.2％，入院で8.3％であった。

　次に病院に対する項目別満足度をみると，高い割合順に外来，入院ともに「医師による診療・治療内容」「医師との対話」「医師以外の病院スタッフの対応」であった一方で，「不満」であると回答した者の割合が最も高いのは，外来では「診察までの待ち時間」が24.1％，入院では「食事の内容」が12.9％であった（図表 2 - 1 ）。

　この調査結果が示すように，医療従事者の患者や医療サービスに対する意識・行動のあり様が見てとれる。

　患者の人権や尊厳を守り，患者とその家族の権利に配慮したインフォームド・コンセントを実施するには，彼らと医療従事者との対話を介した信頼関係の構築や協働の姿勢が結果的に医療事故を予防し，安全な医療提供および患者本位の医療につながることは容易に想像しやすい。

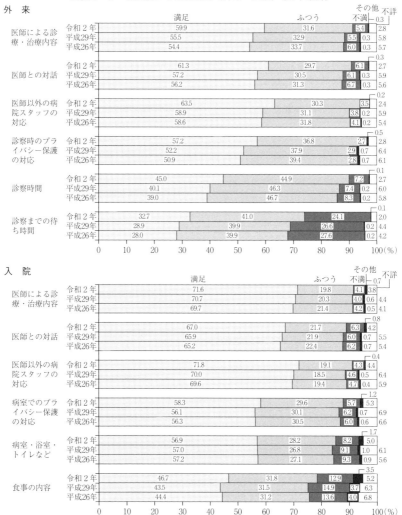

図表 2 - 1 項目別にみた満足度（外来・入院）（基本集計）

外　来

満足　　　　ふつう　　その他
　　　　　　　　　不満└不詳

医師による診
療・治療内容
- 令和 2 年　59.9　31.6　5.4　0.3　2.8
- 平成29年　55.5　32.9　5.5　0.3　5.8
- 平成26年　54.4　33.7　6.0　0.3　5.7

医師との対話
- 令和 2 年　61.3　29.7　6.1　0.3　2.7
- 平成29年　57.2　30.5　6.1　0.3　5.9
- 平成26年　56.2　31.3　6.7　0.3　5.6

医師以外の病
院スタッフの
対応
- 令和 2 年　63.5　30.3　3.5　0.2　2.4
- 平成29年　58.9　31.1　3.8　0.2　5.9
- 平成26年　58.6　31.8　4.1　0.2　5.4

診察時のプラ
イバシー保護
の対応
- 令和 2 年　57.2　36.8　2.7　0.5　2.8
- 平成29年　52.2　37.9　2.9　0.7　6.4
- 平成26年　50.9　39.4　2.8　0.7　6.1

診察時間
- 令和 2 年　45.0　44.9　7.2　0.1　2.7
- 平成29年　40.1　46.3　7.4　0.2　6.0
- 平成26年　39.0　46.7　8.3　0.2　5.8

診察までの待
ち時間
- 令和 2 年　32.7　41.0　24.1　0.1　2.0
- 平成29年　28.9　39.9　26.6　0.2　4.4
- 平成26年　28.0　39.9　27.6　0.2　4.2

0　10　20　30　40　50　60　70　80　90　100（％）

入　院

その他
　　　　　　　　　　　　　　不詳
満足　　　　ふつう　　不満└0.7

医師による診
療・治療内容
- 令和 2 年　71.6　19.8　4.1　3.8
- 平成29年　70.7　20.3　4.0　0.6　4.4
- 平成26年　69.7　21.4　4.2　0.5　4.1

医師との対話
- 令和 2 年　67.0　21.7　6.3　0.8　4.2
- 平成29年　65.9　21.9　6.0　0.7　5.5
- 平成26年　65.2　22.4　6.2　0.7　5.4

医師以外の病
院スタッフの
対応
- 令和 2 年　71.8　19.1　4.3　0.4　4.4
- 平成29年　70.0　18.5　4.6　0.5　6.4
- 平成26年　69.6　19.4　4.7　0.4　5.9

病室でのプラ
イバシー保護
の対応
- 令和 2 年　58.3　29.6　5.7　1.2　5.3
- 平成29年　56.1　30.1　6.2　0.7　6.9
- 平成26年　56.3　30.5　6.0　0.6　6.6

病室・浴室・
トイレなど
- 令和 2 年　56.9　28.2　8.2　1.7　5.0
- 平成29年　57.0　26.8　9.1　1.0　6.1
- 平成26年　57.2　27.1　9.3　0.9　5.6

食事の内容
- 令和 2 年　46.7　31.8　12.9　3.5　5.2
- 平成29年　43.5　31.5　14.9　3.7　6.3
- 平成26年　44.4　31.2　13.6　4.0　6.8

0　10　20　30　40　50　60　70　80　90　100（％）

注：(1)　「満足」は「非常に満足している」「やや満足している」の合計であり，「不満」は「非常に
　　　不満である」「やや不満である」の合計である。
　　(2)　「診察までの待ち時間」及び「診察時間」は「医師による診察を受けていない」者を除いた
　　　数値である。
出典：厚生労働省「令和 2（2020）年受療行動調査」（確定数）2022年。

　近年，がんや脳血管疾患，糖尿病など現代の生活習慣に起因する疾病の増加といった疾病構造の変化を受けて，その疾患の特徴から患者側においても説明を十分に理解し，納得して医療従事者らとともに治療に取り組んでいく必要性が国民に浸透しつつあることも追い風となっている一因だろう。

4）セカンド・オピニオン

　セカンド・オピニオンとは，「患者が納得のいく治療法を選択することができるように，治療の進行状況，次の段階の治療選択などについて，主治医とは別に，違う医療機関の医師に『第2の意見』を求めること」といわれている。たとえば「手術を勧められているけれども，放射線治療を検討したい」といった具体的な治療方法に関する希望がある場合には，がんの放射線治療を専門とする医師にセカンド・オピニオンを受ける，という方法がある。その他，主治医の診断を別の角度から検証したい時や，主治医の説明に納得がいかない時，治療法を選択するアドバイスが欲しいなどセカンド・オピニオンは，患者自身が病気や治療への理解を深め，最善の方法を選択する支えとなる。

　このセカンド・オピニオンを利用する際，まずは主治医の診断結果や治療方針を患者がしっかりと理解した上で，主治医のほか，医療ソーシャルワーカー（MSW）などに相談・連絡・調整を依頼することになる。

　医療ソーシャルワーカーは業務上の役割とその特性から患者やその家族の「疾患を含めた生活全体」を重視し，人生への影響を患者本人が考えられるようなプロセスになっているかなどを配慮しつつ，ソーシャルワークを実践することが求められる。このため，医療ソーシャルワーカーをはじめ，医療従事者は患者の選択する視野を広げ，治療や疾患への理解を深める方法の一つとして，セカンド・オピニオンの役割とその機能を十分に理解しておく必要がある。

5）リビング・ウィル

　リビング・ウィル（Living Will）とは，人生の最終段階（終末期）を迎えた

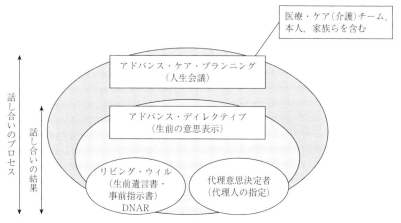

図表2-2　意思決定支援の枠組み

医療・ケア(介護)チーム，本人，家族らを含む

アドバンス・ケア・プランニング
（人生会議）

アドバンス・ディレクティブ
（生前の意思表示）

リビング・ウィル
（生前遺言書・
事前指示書）
DNAR

代理意思決定者
（代理人の指定）

話し合いのプロセス

話し合いの結果

注：DNAR（do not attempt resuscitation）心肺蘇生法を行わないこと。
参考：『看護実践をいかすエンド・オブ・ライフケア』日本看護協会出版（2018）65頁，『ACP 入門　人生会議の始め方ガイド』日経メディカル（2020）12頁。
出典：長江弘子編『看護実践にいかすエンド・オブ・ライフケア 第 2 版』日本看護協会出版会，2018年，65頁，西川満則・大城京子『ACP 入門──人生会議の始め方ガイド』日経 BP，2020年，12頁を基に筆者作成。

時の医療の選択について事前に意思表示しておく文書のことで，延命治療に関するものだけでなく，葬儀の方法や，臓器提供の可否なども含まれる。

　このリビング・ウィルが世界で初めて制度化されたのは1976年，アメリカ・カリフォルニア州の自然死法である。同法は「成人が末期状態になったとき，生命維持装置を中止するか取り外すように，医師に対して文書を以って指示する書面を作成する権利を認める」とされている。その後，1981年にポルトガル・リスボンで開催された世界医師会での『患者の権利に関するリスボン宣言』では，「患者は尊厳のうちに死ぬ権利を持っている」として，尊厳死は患者の権利の一つであることを世界に示した。

　こうして1990年代初頭になると，アメリカでは「患者の自己決定権法」の施行を受けて，当時の医療保険機関（メディケア，メディケイド）は，患者の医療を受ける権利，医療を拒否する権利ならびに「アドバンス・ディレクテ

ィブ（Advance Directive）」を作成する権利，意思決定に係る患者の権利などに関する事項を文書で患者に提示することとなった。

　一方，日本では1976年に日本尊厳死協会（旧・日本安楽死協会）が設立されて以来，終末期医療や安楽死，尊厳死の諸問題に取り組んできており，現在ではリビング・ウィルの普及啓発に努めている。

　なお，この「アドバンス・ディレクティブ（生前の意思表示）」はリビング・ウィル（生前遺言書・事前指示書）を含めた総括的な用語となる（図表2‐2）。

6）アドバンス・ケア・プランニング

　日本では2007年，「終末期医療の決定プロセスに関するガイドライン」が策定された後，幾度かの名称変更と改訂を経て，高齢多死社会の進行を背景に，地域包括ケアシステムに対応すべく2018年に改訂され，「人生の最終段階における医療・ケアの決定プロセスに関するガイドライン」となった。一般に「人生会議」という愛称で呼ばれ，11月30日を「人生会議の日」としACPの普及・啓発に取り組んでいる。このガイドラインには諸外国で普及しつつあるアドバンス・ケア・プランニング（Advance Care Planning：ACP）の概念が盛り込まれている。

　この概念は，人生の最終段階における医療・ケアについて，本人が家族等や医療・ケアチームと事前に繰り返し話し合うプロセスを重視した取り組みを指す。本人の意思や大切なことをあらかじめ話し合い，そのプロセスを家族や医療チームらが共有することで，本人が自らの意思を伝えられない状態となった時，本人の意思を尊重した医療・ケアの方針の決定につながるとされている。こうした概念を踏まえたガイドラインの冒頭には，基本的な考え方として，①このガイドラインは，人生の最終段階を迎えた本人・家族等と医師をはじめとする医療・介護従事者が，最善の医療・ケアをつくり上げるプロセスを示すガイドラインであること，②そのためには担当の医師ばかりでなく看護師やソーシャルワーカー，介護支援専門員等の介護従事者などの，医療・ケアチームで本人・家族等を支える体制をつくることが記されている

図表 2-3　2018年改訂版ガイドラインの意思決定や方針決定の流れ

人生の最終段階における医療・ケアについては，医師等の医療従事者から本人・家族等へ適切な情報の提供と説明がなされた上で，介護従事者を含む多専門職種からなる医療・ケアチームと十分な話し合いを行い，本人の意思決定を基本として進めること。

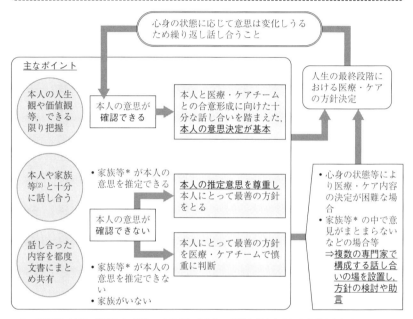

注：家族等には広い範囲の人（親しい友人等）を含み，複数人存在することも考えられる。
出典：「人生の最終段階における医療の普及・啓発の在り方に関する検討会（資料2）」一部抜粋
　　　（2021年10月3日）。

（図表2-3）。

　次に改訂されたガイドラインの概要は，①病院における延命治療への対応を想定した内容だけではなく，在宅医療・介護の現場で活用できるよう，ガイドラインの名称を変更，②医療・ケアチームの対象に介護従事者が含まれることを明確化，③心身の状態の変化等に応じて，本人の意思は変化しうるものであり，医療・ケアの方針や，どのような生き方を望むか等を日頃から繰り返し話し合うこと（ACPの取り組み）の重要性を強調，④本人が自らの

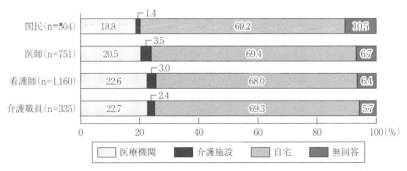

図表2-4　人生の最期を迎える際の希望する場所

注：国民とは，20歳以上の男女から層化2段無作為抽出した者。
出典：厚生労働省『人生の最終段階における医療に関する意識調査』人生の最終段階における医療
　　の普及・啓発の在り方に関する検討会，2018年3月，筆者一部加筆。

意思を伝えられない状態になる前に，本人の意思を推定する者について，家族等の信頼できる者を前もって定めておくこと，⑤今後，単身世帯が増えることを踏まえ，本人の信頼できる者の対象を，家族から家族等（親しい友人等）に拡大，⑥繰り返し話し合った内容をその都度，文書にまとめておき，本人，家族等と医療・ケアチームで共有することなどの重要性について記載している。

　このように人生の最終段階に至るまで，多様な人々の「ヒト・人」としての尊厳を重視し，患者を主体とした医療の提供が実現化される仕組みづくりが確立されつつある中で，「人生の最終段階における医療に関する意識調査」（厚生労働省，2018年）では，全国の国民，医師，看護師，介護施設職員，施設長らを対象とした調査で，次のような結果を報告している。

　「どこで最期を迎えることを希望しますか」との質問では，全体的に「自宅」との回答が最も多く，その内訳は国民69.2％，医師69.4％，看護師68.0％，介護職員69.3％であり，次いで，「医療機関」との回答が多かった。さらに，「どこで最期を迎えたいかを考える際に，重要だと思うことはなんですか（複数回答可）。」との質問では職種を問わず，「家族等の負担にならな

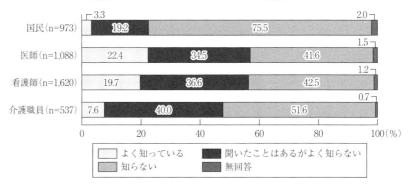

図表2-5　アドバンスプランニングの認知について

国民(n=973)　19.2　75.5　3.3　2.0

医師(n=1,088)　22.4　34.5　41.6　1.5

看護師(n=1,620)　19.7　36.6　42.5　1.2

介護職員(n=537)　7.6　40.0　51.6　0.7

0　20　40　60　80　100(%)

□ よく知っている　■ 聞いたことはあるがよく知らない
■ 知らない　■ 無回答

出典：図表2-3と同じ。

いこと」「体や心の苦痛なく過ごせること」「自分らしくいられること」が多かった（図表2-4）。

　また，アドバンスプランニングの認知に関する質問項目では，国民の「知らない」が75.5％と多かった。医療介護従事者では「よく知っている」で医師22.4％，看護師19.7％となり，介護職員では7.6％と総じて低い結果となった（図表2-5）。

　近年の高齢多死社会の状況を踏まえ，在宅での療養，そして，看取り需要の増大傾向を考慮すれば，患者本人らが望む「最期のあり方」に応えるよう，「アドバンス・ケア・プランニング」を盛り込んだ取り組みを医療や介護の現場に普及し，社会全体に浸透させていくことが喫緊の課題である。

2　保健医療に係る倫理

　保健医療は人の生命・人生・暮らしに深く関わるものであるため，それに携わる医療従事者らには高い倫理観とそれに基づく実践が求められる。その対象とする範囲には，医師や看護師，医療ソーシャルワーカーだけでなく組

織を運営する経営者に至るまで医療の倫理並びに生命倫理等を理解し，共有することが重要である。ここでは，患者とその家族の人権を擁護し「生と死」が共存する医療現場で患者の「最善の利益」を支援する際，重要となる保健医療に係る倫理について解説する。

（1）生命倫理

1）生命倫理とは

「バイオエシックス」を日本では時として，「生命倫理」と表現する。このバイオエシックスの用語は，バイオ（bio=生命）とエシックス（ethics=倫理）の複合語であり，生命科学を扱う研究者や医療従事者を対象に患者主体の医療を目指し彼らのあるべき姿を問う学問として誕生した。やがて，バイオエシックスは，人の生命に影響を及ぼすすべての事項を対象とし，脳死，臓器移植，出生前診断，遺伝子治療，生殖医療など先端医療の生命倫理だけにとどまらず，「告知」の問題など生死をめぐる多くの問題や健康に影響を及ぼす環境問題，医療経済など医療・生命科学から人文・社会学および関連する公共政策まで幅広く射程に入ることとなる。

2）歴史的背景

この生命倫理が誕生した背景には，1960年代初頭のアメリカでの患者の人権運動がある。これまでの医師の独善的，かつ権威的な医療態度を「医師のパターナリズムの現れ」との非難が高まり，これに賛同した学術研究者らが，医療の新たな倫理を模索する中から生まれ一つの学問に体系化させた。アメリカのような多様な民族が多数存在する社会では，文化や思想，価値観も多様である。そうした患者らに対し，医療従事者も患者に寄り添い，その生き方を受けとめながら対話を交わし，「ひとりの人間」として患者を捉える姿勢が求められていった。こうして患者の権利がアメリカを発端として世界に拡大していった背景には，患者の自己決定を尊重し人権を保護すべきという，当時，起こった人権運動のもと，「自身の受ける医療については自分で選択

し決定したい」「自身の死の迎え方は自分で決定したい」という患者の意思が社会全体に新しい生命倫理観の涵養をもたらし，多民族国家の社会で生きる患者らの「権利」への追求が「医療のあり方」をも変えたといえる。

3）生命倫理4原則

生命倫理の基本原則は，トム・L・ビーチャム（Tom L. Beauchamp）とジェイムズ・F・チルドレス（James F. Childress）によって1979年に刊行された『生命医学倫理の諸原則』に拠る所が大きい。医療現場および医学研究で倫理的問題に直面した時，今もなお指針とされている。なお，生命倫理の基本原則は，次のとおりである。

① 人に対する敬意（respect for persons）
② 危害を加えないこと（non-maleficence：無危害）
③ 慈恵（beneficence：善行・利益・与益）
④ 正義（justice：公正）

この4つの原則を解説すると，①については人に敬意をもって対応することが求められており，自己決定できる人については本人の自由意思による決定を尊重し，自己決定できない人（子ども，意識を失った者，精神障害者・知的障害者で理解・判断能力が損なわれている者など）については人としての保護を与えることを記している。また，ここでは自己決定に重きを置き，「自律の尊重」と表現されることもある。

②については，医療では患者（ドナーを含む），医学研究では被験者に危害を加えないことを求め，また，今ある危害や危険を取り除き，予防することも含まれる。さらに，③については，患者（ドナーを含む）・被験者ともに最善の利益を図ることとされ，医学研究においては将来の患者のため，医学の発展を追求することが記されている。

④については，人に対して公正な処遇を与えること（患者を平等かつ公平に

扱う）が記されている。加えて，医療の利益，または医学研究における被験者の負担を公平に分配することなど被験者の選択，被験者と受益者の関係，医療資源（医療機関・医療機器・医薬品・医療従事者など）をいかに適正に配分するかなど，利益と負担の公平な配分となること，さらに，医療や医学研究において被害を受けた者には正当な補償を与えることなどが記されている。

（2）医療倫理

　"Medical Ethics（医療倫理）"が初めて使われたのは，1803年にパーシバル（Percival,T.）が医師らの職務と責任を中核に著した書といわれている。しかしながら，1960年代の新たな生命倫理の誕生よりもはるか以前から，医療現場では臨床に関わる倫理が存在しており，古くはB.C.5世紀に生まれ活躍した古代ギリシャの医師ヒポクラテスにまで遡る。ヒポクラテスは医療の基礎を構築するだけでなく，学問の領域まで広げ，さらには医師の職業倫理にまで触れている。

　そして，彼の弟子たちによって編纂された『ヒポクラテス全集』の中の「ヒポクラテスの誓い」には，患者を性別や身分の差（自由人や奴隷）で差別しないことや，患者に関して知り得た情報（医療だけでなく生活に関わる情報）の秘密は厳守することなど，今日の医療に通じる医師の職業倫理規範が示されていた。

　現代では，医療倫理は医療の臨床に関わる際の倫理として広義の意味を持ちながら，狭義においては医師という専門職の職業倫理として位置づけられている。日本医師会では2000年に「医の倫理綱領」を定め，2004年に「医師の職業倫理指針」を策定し，その後，医師を取り巻く環境の変化を受けて幾度かの改訂が行われている。直近では2022年に「医の倫理綱領」が改訂され，医療が診断と治療・治癒はもとより，支える医療，緩和ケアを包含することなどが加えられた。その他，日本看護協会，日本薬剤師会，そして，日本社会福祉士会や日本介護福祉士会なども各専門職の職業倫理として綱領を定め

図表 2 - 6　日本医師会「医の倫理綱領」

医学および医療は，病める人の治療はもとより，人びとの健康の維持増進，さらには治療困難な人を支える医療，苦痛を和らげる緩和医療をも包含する。医師は責任の重大性を認識し，人類愛を基にすべての人に奉仕するものである。

1．医師は生涯学習の精神を保ち，つねに医学の知識と技術の習得に努めるとともに，その進歩・発展に尽くす。
2．医師は自らの職業の尊厳と責任を自覚し，教養を深め，人格を高めるように心掛ける。
3．医師は医療を受ける人びとの人格を尊重し，やさしい心で接するとともに，医療内容についてよく説明し，信頼を得るように努める。
4．医師は互いに尊敬し，医療関係者と協力して医療に尽くす。
5．医師は医療の公共性を重んじ，医療を通じて社会の発展に尽くすとともに，法規範の遵守および法秩序の形成に努める。
6．医師は医業にあたって営利を目的としない。

令和4年3月27日採択
於　公益社団法人日本医師会　第150回臨時代議員会

注：綱領前文及び注釈は省略して掲載。
出典：日本医師会 HP（2022年12月20日アクセス）。

ている（図表 2 - 6・7）。

　保険医療の進歩は，人々に恩恵をもたらすとともに新たな倫理問題を提起し，また個々のケースによってはその判断は流動的である。このような倫理指針は普遍的な価値・倫理を基盤として，時代とともに変わる価値観や死生観を反映しその時々の社会の要請と照らし合わせながら，今後も吟味していく必要性がある。

（3）臨床倫理

　臨床倫理は，医療現場の個別事例に関し，医療従事者らが中心となって実践する選択と行動の一連の営みと深く関係している。そのため，臨床倫理が取り扱う対象は先進医療に限らず，患者・家族との関わりやチーム医療での関わりなど日常的な業務にも存在している。とくに，これまでの医療現場は，一人の患者を関連する医療従事者らがそれぞれの高い専門性を用いて，目的と情報を共有し，互いに連携・補完し合いながら，患者の状況に対応した医

図表2-7　日本看護協会「看護職の倫理綱領」(2021年3月公表)

1．看護職は，人間の生命，人間としての尊厳及び権利を尊重する。
2．看護職は，対象となる人々に平等に看護を提供する。
3．看護職は，対象となる人々との間に信頼関係を築き，その信頼関係に基づいて看護を提供する。
4．看護職は，人々の権利を尊重し，人々が自らの意向や価値観にそった選択ができるよう支援する。
5．看護職は，対象となる人々の秘密を保持し，取得した個人情報は適正に取り扱う。
6．看護職は，対象となる人々に不利益や危害が生じているときは，人々を保護し安全を確保する。
7．看護職は，自己の責任と能力を的確に把握し，実施した看護について個人としての責任をもつ。
8．看護職は，常に，個人の責任として継続学習による能力の開発・維持・向上に努める。
9．看護職は，多職種で協働し，よりよい保健・医療・福祉を実現する。
10．看護職は，より質の高い看護を行うために，自らの職務に関する行動基準を設定し，それに基づき行動する。
11．看護職は，研究や実践を通して，専門的知識・技術の創造と開発に努め，看護学の発展に寄与する。
12．看護職は，より質の高い看護を行うため，看護職自身のウェルビーイングの向上に努める。
13．看護職は，常に品位を保持し，看護職に対する社会の人々の信頼を高めるよう努める。
14．看護職は，人々の生命と健康をまもるため，さまざまな問題について，社会正義の考え方をもって社会と責任を共有する。
15．看護職は，専門職組織に所属し，看護の質を高めるための活動に参画し，よりよい社会づくりに貢献する。
16．看護職は，様々な災害支援の担い手と協働し，災害によって影響を受けたすべての人々の生命，健康，生活をまもることに最善を尽くす。

注：綱領前文注釈は省略して掲載。
出典：日本看護協会HP（2021年10月3日アクセス）。

療を提供する「チーム医療」を推進してきた。地域包括ケアシステムの実現に向けた取り組みが推進される昨今では，患者（療養者）の住まいの拡大に伴い，「多職種連携」の重要性がさらに度合いを増し，従来の医療従事者中心のチーム医療とは異なる変化を遂げてきている。

　この多職種連携（IPW：Inter-professional Work）とは，「異なる専門職からなるチームのメンバー，あるいは異なる機関・施設がサービス利用者（患者・家族）の利益を第一に，総合的，包括的な保健医療福祉ケアを提供する

ため，相互尊重，互恵関係による協働実践を行うこと，また，その方法・過程」と定義される[1]。すなわち，従来の連携関係にあった医師や看護師，薬剤師，理学療法士，医療ソーシャルワーカーなど医療従事者にとどまらず，介護福祉士や介護支援専門員，民生委員やボランティアなど在宅サービスに関わる人々や，地域包括支援センターや社会福祉協議会といった関係機関と有機的な連携を図ることが求められるようになった。これにより多様な患者・家族のニーズに対応して医療・介護・福祉の円滑なサービスの提供を実現することが可能となった。

　臨床倫理では，これまで生命倫理の領域の一つとして，一定の共通認識が医療従事者間でされていたことが，多くの専門職・地域住民・機関が参画することで，連携をより困難にさせるケースも散見されている。日本における患者主体の医療提供の実現には，医療従事者や他専門職，地域住民らが直面する倫理的な課題について，職種や領域を超えて臨床倫理を相互に培い，「患者の最善の利益は何か」を考える新たな時期にきている。

3　倫理的課題

（1）高度生殖医療

　高度生殖補助医療（ART：Assisted Reproductive Technology）とは，卵子や精子を体外に取り出して行う不妊治療のことで，基礎体温や超音波検査，尿検査などを参考にしながら排卵日を予測し，効果的な性交渉のタイミングを助言するタイミング療法や人工授精など，これまでの不妊治療では妊娠が難しかったケースで扱われることが多い。通常の体内での妊娠を補助する一般的な不妊治療と異なり，ART は受精から発育までの妊娠へのプロセスを体外で行うことになる。具体的な方法には体外受精・顕微授精・凍結胚移植などを挙げることができるが，一般的な不妊治療よりも高額な費用がかかり，当事者の身体的・精神的な負担ばかりでなく，経済的な負担が大きな問題と

なっている。

　1978年にイギリスで体外受精が初めて成功したのち，1980年代になるとアメリカやヨーロッパ諸国において，体外受精の成功事例が次々と報告されるようになった。一方，日本では1983年に東北大学における第一事例を皮切りに，今や世界有数の生殖医療（生殖補助医療）を展開している。当初，生殖医療は不妊治療として始まったが，現在ではそれにとどまらず，第三者の配偶子や胚の提供による妊娠・出産を希望する人やがん患者の妊孕性温存のための卵子や卵巣の凍結保存治療，着床前診断・出生前診断などますます複雑で多様な様相を呈している。

　このように生殖医療が急激な発展を遂げた背景には，生殖医療自体の安全性や有効性が確立され，標準治療の一つとなったことが大きいが，少子高齢化にみる人口構造の変化や国民のライフスタイルの変化，価値観の多様化，晩婚化なども相まって，さらなる技術の向上と革新，そして，需要の拡大が招いた結果といえる。とりわけ，日本は少子化が続く一方で，生殖医療により生まれる子どもの数は年々増加している。2021年9月に公表された最新のデータからは6万598人が生殖医療で生まれ，2019年には出生した約14人に1人が生殖医療によって生まれたことになった。ちなみに，日本で初めて体外受精児が誕生した1983年以降，その数は累計71万931人となっている（日本産婦人科学会）。こうして生殖医療は，私たちの人生や生活に身近なものとなり，疾病治療を含め人間の「生殖」に新たな改革をもたらしただけでなく，社会においても「家族」という概念に大きな影響を与えた。

　当事者らが抱えるニーズは，医療機関受診前から妊娠・出産，生殖期を超えた人生，新たな家族形成にまで及ぶことになる。よって，本人とその家族を含めた支援が求められ，治療や検査に留まらず社会的領域まで幅広くニーズが存在する。このため，医療ソーシャルワーカーは生殖・不妊領域の専門性を個々に持った専門職（認定看護師2003年「不妊症看護」分野追加）らとチームとして関わり，当事者に起こっている現象をソーシャルワークの視点から

図表 2-8 生殖補助医療法（一部抜粋）

第3条（基本理念）

1 　生殖補助医療は，不妊治療として，その提供を受ける者の心身の状況等に応じて，適切に行われるようにするとともに，これにより懐胎及び出産をすることとなる女性の健康の保護が図られなければならない。

2 　生殖補助医療の実施に当たっては，必要かつ適切な説明が行われ，各当事者の十分な理解を得た上で，その意思に基づいて行われるようにしなければならない。

3 　生殖補助医療に用いられる精子又は卵子の採取，管理等については，それらの安全性が確保されるようにしなければならない。

4 　生殖補助医療により生まれる子については，心身ともに健やかに生まれ，かつ，育つことができるよう必要な配慮がなされるものとする。

第5条（医療関係者の責務）

　医師その他の医療関係者は，第3条の基本理念を踏まえ，良質かつ適切な生殖補助医療を提供するよう努めなければならない。

注：第4条は省略して掲載。

出典：法務省HP「生殖補助医療の提供及びこれにより出生した子の親子関係に関する民法の特例に関する法律（令和2年法律第76号）」。

捉え，介入することが求められる。

　なお，関連法の動向として，2020年12月4日に民法の特例法「生殖補助医療の提供等及びこれにより出生した子の親子関係に関する民法の特例に関する法律（生殖補助医療法）」が成立した。この法律は生殖補助医療を「人工授精又は体外受精若しくは体外受精胚移植を用いた医療」と示した他，基本理念や国及び医療関係者の責務等を明記している。

　また，他人の精子を用いる生殖補助医療に同意した夫による嫡出の否認の禁止など民法特例を定めており，今後の展開が注目される（図表2-8）。

（2）出生前診断

　出生前診断とは，出生前に行われる胎児診断の総称であり，胎児の健康診断として，発育や異常の有無，疾病などを調べる検査（出生前検査）を行い，その検査結果をもとに医師が行う診断のことをいう。日本では，1988年に日本産婦人科学会から出生前診断としての最初の指針「先天異常の胎児診断，特に妊娠絨毛検査に関する見解」を示し，当初は重篤な疾患に対しての検査

とする位置づけであった。その後，2013年に「出生前に行われる遺伝学的検査および診断に関する見解」を同学会が発表し，妊娠中に胎児が何らかの疾患に罹患していると思われる場合に，その正確な病態を知る目的で検査を実施し，診断を行うことを基本的な考えとした。こうして出生前に胎児の状態を知ることによって，個々に合わせた適切な治療や投薬，そして分娩方法や療育環境を検討することができるようになった。近年では出生前診断の検査方法として，1996年に母体血清マーカー検査の開始や，2013年には新型出生前診断（Non Invasive Prenatal genetic Testing：NIPT）も導入され，出生前検査は飛躍的な発展を遂げた。

　こうした先端医療の急速な進歩は，私たちに多くの利益をもたらす反面，倫理的・社会的課題も浮き彫りになった。例えば，「人工妊娠中絶」である。日本では母体保護法上，胎児が疾患や障害を有していることは，人工妊娠中絶の理由として認められていない。ただし，妊婦の身体的又は経済的理由により母体の健康を著しく害する恐れがある場合には，人工妊娠中絶の実施が可能となる。

　仮に出生前検査よって胎児に何らかの疾患があると判明した場合，十分な情報提供や相談体制がないまま親自身に過度な負担がかかれば，母体保護法が規定する「身体的又は経済的理由により母体の健康を著しく害する恐れのあるもの」等に該当するとして，妊婦およびそのパートナーが人工妊娠中絶を選択する可能性も出てくる。

　結果として，生前検査の検査結果を理由に人工妊娠中絶を行うことは命の選別になるのではないか，加えて疾患やそれに伴う障害のある胎児の出生を排除することにもつながり，ノーマライゼーションの理念に反するとの懸念も指摘されている。[(2)]

（3）臓器移植

　1997年に臓器の移植に関する法律（臓器移植法）が施行され，日本におい

て心停止後に加え，脳死下での心臓や肺，肝臓，腎臓，膵臓，小腸といった提供が可能になった。しかし，臓器提供には本人の書面による意思表示と家族の承諾が必要であったため，年間提供者数はほぼ低い位置で推移していた。さらに，この意思表示は民法上の遺言可能年齢（民法第961条）に準じ，「15歳以上の者の意思表示を有効とする」と解釈されていたため，15歳未満の小児からの脳死臓器提供は認められず，移植はできないでいた。

　その後，同法の改正の議論が進み2009年に改正され，翌2010年7月に全面施行となった。この改正によって，臓器摘出の要件は①本人の生前の書面による意思表示があり，家族が拒否しない又は家族がいないこと（現行法での要件）に加え，本人の意思が不明であっても家族の書面による承諾があることのいずれかであること，②家族の書面による承諾により，15歳未満からの臓器提供が可能となること，③虐待を受けて死亡した児童から臓器が提供されることのないよう，適切に対応することなどが盛り込まれた。改正後は臓器提供数も徐々に増加しつつあるが，日本人の臓器移植に関する認知度やドナー登録率はアメリカやイギリス，ヨーロッパの諸外国等と比較しても格段に低いのが実情である。

　現に，臓器の移植を希望する者の登録業務や移植医療の普及啓発を主事業とする日本臓器移植ネットワークによれば，日本で臓器移植を希望している者のうち，1年間で移植を受けた者の割合は2〜3％という報告もある。また，2017年の厚生労働省「臓器移植における現状と課題について（第46回臓器移植委員会資料）」では，提供数が移植を必要とする数より少ない状況が続いているとし，その理由にはドナーの数が少ないことや，提供施設数が少ないことの2つに集約された。臓器移植医療は，臓器を提供する側「ドナー」と提供を受ける側「レシピエント」との2者間の合意があって初めて成り立つ医療である。このため，臓器移植の課題解決には社会全体に向けた啓蒙・啓発活動による国民全体の理解が深まることはもちろんのこと，ドナー移植コーディネーター制度の充実や，臓器・組織提供施設と移植に関わる医療施

設の両施設の効率的，かつ効果的な臓器提供の体制整備の拡充，ドナー・レシピエント本人のみならず，その家族を含めた意思決定支援の体制構築などが求められる。

　臓器移植医療が技術的に飛躍を遂げた一方で，臓器移植法に違反した臓器売買や登録患者の選定に伴う不祥事などが国内外で社会問題化しており，今後もその動向を注視していく必要がある。

（4）尊 厳 死

　日本尊厳死協会が定義する尊厳死では「不治で末期に至った患者が，本人の意思に基づいて，死期を単に引き延ばすためだけの延命措置を断わり，自然の経過のまま受け入れる死のこと」とある。加えて，「本人意思は健全な判断のもとでなされることが大切で，尊厳死は自己決定により受け入れた自然死と同じ意味」としている。また，2008年に公表された日本学術会議では尊厳死を「過剰な医療を避け尊厳を持って自然な死を迎えさせること」と定めており，過剰な医療を中止・不開始した結果起きる死は「自然死（natural death）」とみなすとした（臨床医学委員会終末期医療分科会報告書）。

　これらの定義を踏まえて起こる医療現場での問題は，延命治療をあえて中止し，結果的に患者の死期を早めてしまうような行為は認められるか否かというところにある。これと類似して用いられる概念に安楽死があるが，前述した尊厳死は延命措置をせずに自然死を迎えるのに対し，それは余命とは関係なく，激しい苦痛に悩まされている人に致死的な薬剤などを投与することで人為的に患者の死期を早め，「命を積極的に断つ行為」といわれている。このため，安楽死は日本の刑法上では殺人罪，または同意殺人罪の構成要件に該当し，違法性がきわめて強く疑われる行為とされている。

（5）身体抑制（身体拘束）

　医療や介護の現場では，患者・利用者の安全を確保する目的でこれまでも

図表 2 - 9　身体的拘束その他入所者（利用者）の行動を制限する行為

① 徘徊しないように，車いすや椅子，ベッドに体幹や四肢をひも等で縛る。
② 転落しないように，ベッドに体幹や四肢をひも等で縛る。
③ 自分で降りられないように，ベッドを柵（サイドレール）で囲む。
④ 点滴，経管栄養等のチューブを抜かないように，四肢をひも等で縛る。
⑤ 点滴，経管栄養等のチューブを抜かないように，または皮膚をかきむしらないように，
　 手指の機能を制限するミトン型の手袋等をつける。
⑥ 車椅子や椅子からずり落ちたり，立ち上がったりしないように，Y字型抑制帯や腰ベル
　 ト，車椅子テーブルをつける。
⑦ 立ち上がる能力のある人の立ち上がりを妨げるような椅子を使用する。
⑧ 脱衣やおむつはずしを制限するために，介護衣（つなぎ服）を着せる。
⑨ 他人への迷惑行為を防ぐために，ベッドなどに体幹や四肢をひも等で縛る。
⑩ 行動を落ち着かせるために，向精神薬を過剰に服用させる。
⑪ 自分の意思で開けることのできない居室等に隔離する。

出典：厚生労働省「身体拘束ゼロ作戦推進会議」2001年3月。

本人の身体を拘束したり，一時的に居室に施錠をするなどの行動制限をやむを得ず行うことが少なからずあった。しかし，このような行為は患者の権利を侵害し，医療従事者や介護従事者らによる虐待につながるケースも潜んでいる。

　身体拘束とは，「衣類または綿入り帯等を使用して一時的に該当患者の身体を拘束し，その運動を抑制する行動の制限をいう（昭和63年4月8日厚生省告示第129号）」と定義されており，高齢者の領域でいえば2000年の介護保険制度の導入に伴い，介護保険施設等に対し，「サービスの提供に当たっては，当該入所者（利用者）等の生命または身体を保護するため緊急やむを得ない場合を除き，身体拘束その他入所者（利用者）の行動を制限する行為を行ってはならない」とし，身体拘束が禁止された。翌年，同省（現・厚生労働省）は「身体拘束ゼロ作戦推進会議」にて「身体的拘束その他入所者（利用者）の行動を制限する行為」として，具体的に次の11行為を挙げ，国の施策として身体抑制廃止への取り組みが本格化した（図表2-9）。

　しかしながら2016年の『身体拘束ゼロの実践に伴う課題に関する調査研究事業報告書（概要）』では，病棟・介護施設等全体で65.9％の機関が身体拘

束ゼロを達成していないことが明らかとなった。また達成していない病棟・介護施設等の割合では医療保険適用病床が多いことがあわせて報告された。

　このことは，身体抑制の廃止は前提としても，医療機関ではその確実な実践が容易ではないことを意味する。同報告では，身体拘束の対象となりやすい行動症状として，とくにチューブ類の抜去やかきむしり・不潔行為・脱衣等，手の動作による行動症状を有する患者・入所者が挙げられ，これに対する身体拘束としては，ミトン型の手袋等の着用が多く行われていた。こうした調査結果を受け，同報告書では医療保険適用病床では，より組織的で積極的な身体拘束の低減に向けた取り組みを行うことで，身体拘束を減らせる余地があることや，対象者の状態やリスクに応じた丁寧な評価を行い，拘束を避けるためのケアの見直し，その中で必要最低限の手段を選択することが必要であるとの見解を述べている。

　医療従事者や介護従事者らは，時に患者の安全の確保および医療・介護を円滑に提供する責務と，患者の人権や尊厳を尊重する倫理的課題との狭間で判断を求められることがある。このようなとき，流動的に変化する患者・利用者の状態や環境を適切にアセスメントし，身体抑制の3要件，すなわち，「切迫性（本人または他者の生命又は身体が危険にさらされる可能性が著しく高い），非代替性（身体拘束その他の行動制限を行う以外に代替する方法がない），一時性（身体拘束その他の行動制限が一時的なものである）」について十分な検討が必要である。これら3要件を満たし，その手続きが極めて慎重に実施されている場合にのみ，身体拘束は認められる。

　したがって，医療従事者らと介護に関わる者は，身体抑制（拘束）について基本的人権や人間の尊厳に関わる行為であること，また，QOL（生活の質）を根底から揺るがす危険性をはらんだ行為であることを認識し，患者・利用者の権利を擁護する者として役割を果たすことが求められる。

注

⑴　田村由美「なぜ今 IPW が必要なのか」『看護実践の科学』35(10)，2010年，
　41-47頁。

⑵　昨今の医療現場では，法的解釈はさておき，胎児も新生児や成人と同様に患
　者として医療の対象であるという考え方（The Fetus as a　Patient）が胎児医
　療の共通の理念基盤となっている。

参考文献

阿部泰之『正解を目指さない？　意思決定↔支援——人生最終段階の話し合い』
　南江堂，2019年。

厚生労働省「人生の最終段階における医療・ケアの決定プロセスに関するガイド
　ライン（解説編）」資料 人生の最終段階における医療の普及・啓発の在り方に
　関する検討会，2018年。

厚生労働省，厚生科学審議会科学技術部会（NIPT 等の出生前検査に関する委員
　会）「NIPT 等の出生前検査に関する専門委員会報告書」2021年。

田村由美「なぜ今 IPW が必要なのか」『看護実践の科学』35(10)，2010年，41-47
　頁。

日本医師会 HP「医の倫理綱領」（https://www.med.or.jp/doctor/member/000967.
　html，2021年9月3日アクセス）。

日本医療社会福祉協会／日本社会福祉士会編『保健医療ソーシャルワーク——ア
　ドバンス実践のために』中央法規出版，2017年。

日本看護協会 HP「看護職の倫理綱領」（https://www.nurse.or.jp/nursing/
　practice/rinri/rinri.html，2021年9月3日アクセス）。

日本社会福祉士会／日本医療社会医療事業協会編『改訂　保健医療ソーシャル
　ワーク実践2』中央法規出版，2009年。

日本臓器移植ネットワーク HP「日本で移植を受けられる割合」（https://www.
　jotnw.or.jp/explanation/07/03/，2021年9月3日アクセス）。

星野一正『医療の倫理』岩波新書，1997年。

箕岡真子「『臨床倫理』へのいざない―― ACP（アドバンスケアプランニング）と
　DNAR 指示」『老年看護学』23(2)，2019年，23-33頁。

読売新聞（https://www.yomiuri.co.jp/medical/20210914-OYT1T50363/，2021年
　9月14日アクセス）。

老成学研究所『バイオエシックス　ハンドブック——新しい倫理・生命倫理の定

義』（https://re-ageing.jp/206/，2021年 9 月10日アクセス）。

Beauchamp, T. L., Childress, J. F. ／永安幸正・立木教夫訳『生命医学倫理』成文
　　堂，1997年。

「患者必携 がんになったら手にとるガイド 普及新版」（国立がん研究センターが
　　ん対策情報センター）（https://ganjoho.jp/public/qa_links/book/public/hikkei02.
　　html，2021年 9 月 2 日アクセス）。

　現場は今

　　新型コロナウイルス感染症によるパンデミックは，人々の生活様式だけでなく
死生観まで大きな影響を及ぼした。これまで日本では医療の発展や科学技術の進
歩により平均寿命が延び，2000年に WHO（世界保健機関）が健康寿命を提唱し
て以降は「健康寿命（「健康上の問題で日常生活が制限されることなく，生活で
きる期間」をいかに伸ばすかに関心を寄せてきた。ところが，先般の感染症の拡
大によって感染予防の要請から患者を隔離し，遺族から別れの場を奪い，家族を
喪失した体験を共有する場も機会も失われてしまった。これまで，私たちが「最
期は在宅で」と考えられてきた死のあり方を大きく変えたものであった。死のあ
り方の変容は患者やその家族，それに関わる医療従事者にも大きな戸惑いをもた
らした一方で，死別を経験した遺族への支援としてこれまでもあったグリーフケ
アやグリーフサポートが今，改めて注目されている。生と死のどちらも保有する
人間は，「生活・人生の質」の向上とともに「死の質」をも考える時にきている。

第3章	医療保険制度

学びのポイント

公的医療保険制度は似通っているため混乱しやすいので，それぞれの制度の比較，整理ができるようにする。また，外国の医療保障制度と比較されるが，概念や保障の範囲が違うことを理解する。国民医療費の動向データについては，まずは概要からイメージを摑むようにし，「保険者」「被保険者」「保険医療機関」「審査支払機関」の各役割や関係性を理解することも必要である。また，診療報酬などの仕組みを理解することも必要である。

1 医療サービス——国民医療費の内訳とその動向

（1）日本は国民皆保険制度

医療保険とは，私たちが病気やケガをしたとき，その医療費用の保障を目的とする社会保険である。日本は1961年以降，すべての国民が何らかの医療保険に必ず加入し，医療サービスを受けることができるようになった（国民皆保険制度）。日本の国民皆保険制度はイギリスの医学誌から，「短期間で世界一の長寿国となり，高い健康水準を実現」「国民皆保険で公平でアクセスしやすい医療を実現」「先進国のなかでは低い医療費でこれらを達成したこと」など高い評価を受けた。

代表的な公的医療保険制度は大きくは3つあり，企業や団体，組織などで働く被雇用者を対象とした被用者保険（健康保険など），農業従事者や自営・自由業の被用者，失業者を対象とする国民健康保険，75歳以上の後期高齢者を対象とする後期高齢者医療制度がある。その他，共済組合（国家公務員，

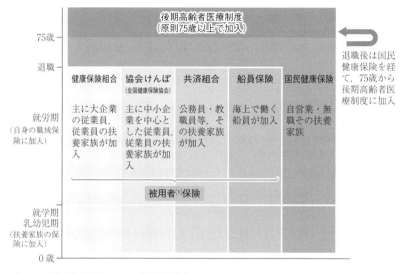

図表 3 - 1 公的医療保険の種類と対象者

注:(1) 被用者とは雇われている労働者を指す。
出典:日本医師会 HP「日本の医療保険制度の仕組み」(https://www.med.or.jp/people/info/kaifo/system/, 2021年9月22日アクセス), 筆者加筆。

地方公務員, 私立学校職員) や船員保険がある (図表 3 - 1)。

いずれにしても, 制度上すべての国民はまず市町村の国民健康保険 (国保) の被保険者の対象となるが, 他の公的医療保険制度の対象となる者は「適応除外」となり, それぞれの被保険者となる。

(2) 諸外国の医療制度との違い

このような日本の国民皆保険制度と比較し, 外国の医療制度はまた異なる。先進国の中でいうと, ヨーロッパでは病院のほとんどが公立で, 基本的に財源は税金で賄われている。また, イギリスでは医療提供は公的サービスという考え方で, 国民保健サービス (NHS:National Health Service) として保健省が制度化し, 運営をしている。

一方, アメリカは先進国の中では珍しく, 国民全体をカバーする公的医療

図表 3 - 2　海外の医療保障制度の概要

	保険制度	外来患者自己負担	かかりつけ医の登録制の有無（法的義務含む）
イギリス	9 割を占める公的（税財源），および 1 割の民間自費医療サービスが両立	公的は原則無料（処方箋料等の少額負担あり）	有（登録診療所のみ受診可）
アメリカ	公的な医療保険は「メディケア」と「メディケイド」のみ	保有する保険により年間免責金額，定額負担，負担割合等が異なる	無（保険毎に受診可能な契約医あり）
フランス	公的皆保険（民間保険は二階建て部分をカバー）	3 割負担（償還式）。かかりつけ医を通さずに専門医を受診した場合は 7 割負担（婦人科・小児科・眼科・歯科は除く）	有（かかりつけ医を登録する制度はあるが，紹介状なしに他の医師を受診することができる）
ドイツ	皆保険。公的（90％），および民間医療保険（10％）の両立（公的保険は選択可能）	原則無料（2013年より自己負担廃止）	無（法的義務はないが，90％がかかりつけ医を持つ。家庭医中心診療に参加しているのは，人口の 5 ％程度）
スウェーデン	税方式による公営の保険・医療サービス	料金はランスティング（広域自治体）が独自に決定。自己負担の上限がある	地区診療所を家庭医として登録
日　　本	公的皆保険	原則 3 割負担（自己負担額の上限あり），3 歳以下は 2 割負担	無

資料：厚生労働省「OECD 加盟国の医療費の状況」を基に筆者作成。
出典：日本医師会 HP（http://www.med.or.jp/people/info/kaifo/compare/，2021年 9 月22日アクセス）。

保険制度はなく，多くの国民は民間の保険に加入している。もっとも，民間の保険に加入することが難しい高齢者や障害者は「メディケア」，低所得者は「メディケイド」という公的医療保険制度がある。

　なお，民間の医療保険は高額で非加入者も多かったため，2014年からオバマ元大統領が加入要件の敷居を下げる医療保険制度改革（オバマケア）を行い，医療保険の非加入者の減少を目指したが，2017年，トランプ大統領はかえって負担が増える国民が多いことなどから，このオバマケアを見直す大統

領令を発出した。

　以上のように各国の医療制度はそれぞれ異なっており，大きくは①社会保険方式（日本やドイツ，フランス），②保健サービス方式（イギリスや北欧。財源は税），③民間保険方式（アメリカ）がある（図表3-2）。

（3）国民医療費の範囲

　「令和2年度 国民医療費の概況」（厚生労働省）によると，国民医療費は医療保険制度等による給付，後期高齢者医療制度や公費負担医療制度による給付，およびこれに伴う患者の一部負担などによって支払われた医療費を合算したものである。[2]

　この費用には医科診療や歯科診療にかかる診療費，薬局調剤医療費，入院時食事・生活医療費，訪問看護医療費などが含まれるが，保険診療の対象とならない評価療養（先進医療（高度医療を含む）など）選定療養（特別の病室への入院，歯科の金属材料等），不妊治療における生殖補助医療などに要した費用は含まない。また，傷病の治療費に限っているため，①正常な妊娠・分娩に要する費用，②健康の維持・増進を目的とした健康診断，予防接種などに要する費用，③固定した身体障害のために必要とする義眼や義肢などの費用も含まない。

　いずれにしても，このような医療費の規模を国際比較する際，各国で医療費の範囲が違うことがあるので注意が必要である。

（4）国民医療費の内訳

　同じく「令和2年度 国民医療費の概況」（厚生労働省）を制度区分別にみると，公費負担医療給付分は3兆1,222億円（構成割合7.3%），医療保険等給付分は19兆3,653億円（同45.1%），後期高齢者医療給付分は15兆2,868億円（同35.6%），患者等負担分は5兆1,922億円（同12.1%）となっている。[3]

　財源別にみると，公費は16兆4,991億円（構成割合38.4%），このうち，国

62

庫は11兆245億円（同25.7％），地方は 5 兆4,746億円（同12.7％）となっている。保険料は21兆2,641億円（同49.5％），このうち，事業主は 9 兆1,483億円（同21.3％），被保険者は12兆1,159億円（同28.2％）となっている。また，その他は 5 兆2,033億円（同12.1％），うち，患者負担は 4 兆9,516億円（同11.5％）となっている。

　診療種類別にみると，医科診療医療費は30兆7,813億円（構成割合71.6％），うち，入院医療費は16兆3,353億円（同38.0％），入院外医療費は14兆4,460億円（同33.6％）となっている。また，歯科診療医療費は 3 兆22億円（同7.0％），薬局調剤医療費は 7 兆6,480億円（同17.8％），入院時食事・生活医療費は7,494億円（同1.7％），訪問看護医療費は3,254億円（同0.8％），療養費等は4,602億円（同1.1％）となっている。

（5）国民医療費の動向

　また，2020（令和 2 ）年度の国民医療費は42兆9,665億円，前年度の44兆3,895億円に比べ1,423億円，3.2％の減少となっている。⁽⁴⁾人口 1 人当たりの国民医療費は34万600円，前年度の35万1,800円に比べて 1 万1,200円，3.2％の減少となっている。国民医療費の国内総生産（GDP）に対する比率は8.02％（前年度7.97％），となっている（図表 3 - 3 ）。

　これまでの国民医療費の動向をみると，1973年に老人医療費が無料化され，国民医療費の伸びが顕著になっている。1996年度から医療費の伸びが抑制されているのは，医療制度改正や診療報酬改定の効果があらわれたものと思われる。1997年，2000年，2003年の各年度には患者の自己負担が引き上げられているほか，1998年，2002年，2004年には診療報酬が引き下げられている。とくに2000年度は国民医療費が減少しているようにみえるが，同年に介護保険制度が創設され，一部医療費（療養病床の一部，老人保健施設，訪問看護の大部分）が介護保険に移行したからであり，実質，医療費自体が減少したわけではない。また，2000年以降，老人医療の対象が75歳まで段階的に引き上げ

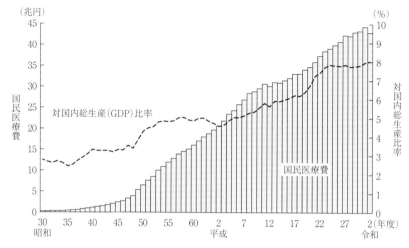

図表 3 - 3　国民医療費，対国内総生産比率の年次推移

（兆円）

45
40
35
30
25
20
15
10
5
0

国民医療費

対国内総生産（GDP）比率

国民医療費

（%）

10
9
8
7
6
5
4
3
2
1
0

対国内総生産比率

30　　35　　40　　45　　50　　55　　60　　2　　7　　12　　17　　22　　27　　2（年度）
昭和　　　　　　　　　　　　　　　　平成　　　　　　　　　　　　　　令和

出典：厚生労働省「令和2（2020）年度　国民医療費の概況」2022年，3頁。

られたため，伸びが鈍化したようにみえる。

　国民医療費の対国民所得比は1991年度以降，2000年度を除き，2005年度まで13年間連続して上昇が続いている。2006年度には医療制度構造改革が行われ，診療報酬の引き下げがなされた結果，14年ぶりに減少したが，2007年度には再び増大に転じている。また，1975年度に国民医療費の13％にすぎなかった老人医療費は，2014年度には36％に達し，2025年度には国民医療費の半分を占めると予想されている。

（6）医療費の適正化

　このようにして増大する国民医療費への対策として，2006年の医療制度構造改革では，医療費の中長期的な適正化が大きな課題となった。この改革で生活習慣病（糖尿病，がん，脳血管疾患，心疾患など）対策が重視されるようになった。生活習慣病は国民医療費の約3割を占めているほか，死亡数割合では約6割を占めている。これは短期的な効果は大きくないが，中長期的にみ

ると健康寿命の延伸，医療費の適正化などへの効果が期待される。

　また，病気の予防という観点から，2008年度から各医療保険の保険者に対し，40歳以上の被保険者および被扶養者を対象とした健康診査，保健指導（特定健康診査，特定保健指導）の実施が義務づけられた。

2　医療保険制度の仕組み

（1）医療保険制度の仕組み

　医療保険制度は4つの主体から構成されている。1つ目は被保険者である。万一，病気やケガをした際の医療費の支払いに備え，ふだんから一定の保険料を保険者に納めている。2つ目は医療保険者である。○○市町村や□□健康保険協会，また，△△健康保険組合などで，その医療保険制度の運営機関である。被保険者に保険証を発行し，毎月保険料を徴収している。3つ目は保険医療機関等である。まさにクリニック（診療所）や病院等のことだが，各地域の社会保険事務所に申請をして指定を受けた所であり，被保険者に医療サービスを提供する。4つ目は審査支払機関である。保険医療機関からの診療報酬の請求を受け，その内容が適正なものかを審査し，保険から支払いを受ける機関で，社会保険診療報酬支払基金や国民健康保険団体連合会がある。

　実際の流れは次のようになる（図表3-4）。被保険者（患者）は病気やケガをして，保険医療機関へ受診する。そこで保険証を提示し，必要な医療を受ける（医療をモノやサービスで受け取ることを現物給付という）。そして，被保険者はかかった費用の一部のみを支払うことになる。

　この際，保険医療機関は被保険者が支払った一部費用以外の残りを審査支払機関に請求する。審査支払機関は被保険者に提供された医療サービスである診療報酬について，ルールに則っているか，無駄や間違いはないかなどを審査する。審査を通れば請求内容は保険者に回され，保険者は報酬を（審査支払機関を通して）保険医療機関に支払う。

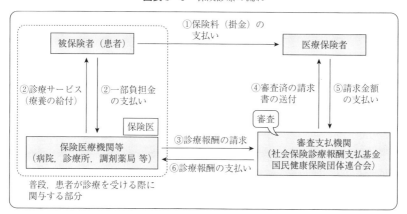

出典：厚生労働省 HP「わが国の医療保険について」(https://www.mhlw.go.jp/stf/seisakunitsuite/
bunya/kenkou_iryou/iryouhoken/iryouhoken01/index.html, 2021年 9 月22日アクセス)。

（2）医療保険制度の給付内容

　各医療保険制度における保険給付内容は，法定給付と付加給付に分かれる。

1 ）法定給付

　法令に基づいて保険者に義務づける給付で，医療給付と現金給付がある。

①　医療給付

　病気やケガの診察・治療にかかる費用など，医療上の内容に対し給付される。方法として現物給付と償還払い給付がある。

　　現物給付…病気やケガをした時に，病院で医師の診察を受ける際，診察，
　　　　　　　治療，薬剤，手術，在宅療養，入院など具体的な医療サービ
　　　　　　　スが提供されること。
　　償還払給付…何らかの事情によって医療機関に医療費の全額あるいは自
　　　　　　　己負担額を超えて支払った場合，後から償還すべき相当額
　　　　　　　が払い戻されること。

② 現金給付

高度な治療を要する場合，あるいは出産や死亡した場合，医療保険の加入者に現金を給付される。療養費，入院時食事療養費，訪問看護療養費，特定療養費，移送費，傷病手当金，出産手当金，出産育児一時金，死亡時の埋葬料などがある。

2）付加給付

各医療制度の中で健保組合のみが定めるもので，法廷給付に上乗せして患者一部負担の一部についての還元金や傷病手当等に上乗せする賦課金などが付加給付される。

（3）健康保険

1）対　　象

健康保険法は労働者，またはその被扶養者の疾病や負傷などに関して保険給付を行い，国民の生活の安定と福祉の向上に寄与することを目的としている医療保険制度である。

この労働者を対象とした健康保険の保険者は 2 種類あり，①主に大企業の各健康保険組合が運営する組合管掌健康保険（組合健保）と，②主に中小企業が加入する全国健康保険協会（協会けんぽ）がある。

組合健保は，一定数の従業員（単一で700人，協同組合で3,000人以上）を雇用する大企業などの企業単位で運営される。②協会けんぽは，組合健保を設立できない中小企業の被用者が対象で，各都道府県に協会けんぽ支部が設置されている。

加入者（被保険者）は大きく分けて 3 種類あり，①強制適用，②任意，③任意継続がある。①強制適用とは，健康保険法において規定される事業所（製造業や土木建築業，鉱業，運送業，保険・金融業など一定の事業を行う）で常時 5 人以上の従業員を雇用する事業所および法人事業所（5 人未満もすべて含む）は，強制適用事業所として強制的に健康保険の適用事業所となる。②任

意は，強制適応とならない5人未満の個人事業所や5人以上であってもサービス業の一部などについて，被保険者となるべき従業員の2分の1以上の同意があれば任意適応事業所となることができる。

　なお，任意適応事業所であっても，一度適応事業所となれば原則としてすべての従業員が健康保険の被保険者となる。③任意継続とは健康保険の被保険者が解雇や退職などの理由により資格を喪失した場合でも，一定の条件を満たせば2年間を限度として引き続き被保険者として認められるものである。ちなみに，健康保険は正規従業員などの雇用関係にあるものを対象としており，臨時雇用者，日雇い労働者などは加入できないが，一定の条件（週20時間以上労働，1年以上の雇用見込み，年収106万円以上，学生でない，など）を満たせば被保険者となることができる。

　被保険者の扶養者も保険給付の対象となりうる。被扶養者については被保険者の直系尊属，配偶者，子，孫および弟妹であって，主として当該被保険者により生計を維持するもの，被保険者の3親等内の親族であって，当該被保険者と同一世帯に属し，主として当該被保険者により生計を維持するもの等とされている。配偶者については，届け出をしていないが事実上婚姻関係と同様の事情にあるものを含むこととされている。

　2）給付内容

　身近な給付内容といえば医療機関にかかった際，一部負担の支払いで済むというものだが，これ以外にもこの制度の給付内容は多岐にわたる。以下にその一部を紹介する（図表3-5）。

　①　傷病に対する給付

　療養の給付　　被保険者本人が病気等で診療を受けたときは，次の給付が現物給付される。

　a.　診察

　b.　薬剤または治療材料の支給

　c．処置・手術その他の治療

　d．在宅で療養する上での管理，その療養のための世話，その他の看護

　e．病院・診療所への入院，その療養のための世話，その他の看護

　入院時食事療養費　　被保険者本人が入院したとき，平均的な家計における食費を勘案して国が定めた額（食事療養費標準負担額）から個人標準負担額を差し引いたものが，保険者から医療機関に支払われる。つまり被保険者の食費が抑えられる。

　入院時生活療養費　　65歳以上の被保険者が療養病床へ入院し，生活療養を受けた際に支給される。

　療養費　　療養の給付は通常現物給付が行われるが，保険者が困難と認めるとき，また，やむを得ない事情等からこれによりがたいとき（保険医療機関以外の医療機関にかかった場合など），いったん被保険者が医療機関に費用全額を支払った後，現物給付として療養費が支給される。

　訪問看護療養費　　居宅において継続して療養を受けるため，訪問看護を受けた際，療養の給付と同じように保険者が保険料の支払いをする。

　高額療養費　　1カ月間のうち，一医療機関に支払った一部負担金の額が高額の場合に支給され，自己負担額が上限までとなる。

　移送費　　被保険者が療養の給付を受けるため，病院，または診療所に移送されたときは，実費分，または保険で認められた範囲で支給される。

　②　仕事を休んだときの給付

　傷病手当金　　被保険者が病気やケガのために働くことができない状況で給料が減額されたり，支給されなかったりした場合に支給される。自営・自由業者の場合は休業期間の給付額が明確ではないため，国民健康保険に傷病手当金給付はない。

　出産手当金　　出産を理由に休職し，給料を支給されないとき，または支給されても出産手当金よりも少ないときに差額が支給される。

図表 3 - 5　各医療保険制度の給付

	健康保険・共済組合	国民健康保険
療養の給付 訪問看護療養費	義務教育就学前　　　　　　　：8割 義務教育就学後から70歳未満：7割 70歳以上75歳未満　　　　　：8割（現役並み所得者：7割） 75歳以上　　　　　　　　　：9割（現役並み所得者：7割）	
入院時食事療養費	食事療養費標準負担額　　　：一食につき360円 低所得者　　　　　　　　　：一食につき210円 特に所得の低い低所得者　　：一食につき100円	
入院時生活療養費 （65歳～）	生活療養費標準負担額　　　：一食につき食費360円＋居住費320円 低所得者　　　　　　　　　：一食につき食費210円＋居住費320円 特に所得の低い低所得者　　：一食につき食費130円＋居住費320円 老齢福祉年金受給者　　　　：一食につき食費100円＋居住費0円	
傷病手当金	最長1.5年の範囲内で 1日につき「標準報酬日額の×3分の2」相当額を支給	任意給付 （実施している市町村はない）
出産手当金	出産日以前42日～出産日後56日までの範囲で1日につき「標準報酬日額の×3分の2」相当額を支給	任意給付 （実施している市町村はない）
出産育児一時金	被保険者またはその被扶養者が出産した場合，原則42万円を支給	条例または規約の定めるところによる（多くの保険者で原則42万円を支給）
埋葬料	被保険者またはその被扶養者が死亡した場合，定額5万円を支給	条例または規約の定めるところによる（多くの市町村で実施。1～5万円程度を支給）

高額療養費の自己負担限度額（70歳未満）

年収区分	月単位の自己負担上限額（円）
年収約1,160万円～	$252,600＋（医療費－842,000）×1\%$
年収約770～約1,160万円	$167,400＋（医療費－558,000）×1\%$
年収約370～約770万円	$80,100＋（医療費－267,000）×1\%$
～年収370万円	57,600
住民税非課税	35,400

高額療養費の自己負担限度額（70歳以上）＊平成29年 8 月〜30年 7 月

年収区分	月単位の自己負担上限額（円）	
	外来（個人）	外来・入院（世帯単位で合算）
現役並	57,600	80,100＋（医療費−267,000円）×1 %
一　般	14,000	57,600
住民税非課税	8,000	24,600
住民税非課税（総所得 0 円の世帯）	8,000	15,000

高額療養費の自己負担限度額（70歳以上）＊平成30年 8 月〜

年収区分		月単位の自己負担上限額（円）	
		外来（個人）	外来・入院（世帯単位で合算）
現役並	年収約1,160万円〜	252,600＋（医療費−842,000）×1 %	
	年収770〜約1,160万円	167,400＋（医療費−558,000）×1 %	
	年収370〜約770万円	80,100＋（医療費−267,000）×1 %	
一　般		18,000	57,600
住民税非課税		8,000	24,600
住民税非課税（総所得 0 円の世帯）		8,000	15,000

注：70歳以上を対象に高額療養費制度の段階的見直しを実施
　　第 1 段階目（平成29年 8 月〜30年 7 月）：現行の枠組みを維持したまま，限度額を引き上げ
　　第 2 段階目（平成30年 8 月〜）：現役並み所得区分については細分化し，限度額を引き上げ
　資料：厚生労働省 HP「医療費の自己負担」から筆者作成，一部改変。
　出典：坂口正之・岡田忠克編『よくわかる社会保障 第 5 版』ミネルヴァ書房，2018年，111頁。

　　育児休業手当金　　育児休業中，育児休業開始日から子どもが満 1 歳に
なるまで給付される。

　　介護休業手当金　　要介護状態の家族を介護するために介護休業を取得
した場合，3 カ月以内において勤務できなかった期間について給付される。

　③　出産・死亡の一時金

　　出産育児一時金　　出産した際，一児当たり42万円が支給される。

　　埋葬料　　被保険者が死亡したとき，5 万円が支給される。

　3 ）財　　源

　健康保険の財源は被保険者の納める保険料と国庫負担金・国庫補助金によ

って賄われている。保険料額は標準報酬月額及び標準賞与額に保険料率を乗じて計算される。保険料率は都道府県ごとの保険料率が適用されるが，全国平均の保険料率は10.00％である。保険料の負担割合は被保険者，事業主で折半する。

被保険者の自己負担率は保険加入者，被扶養者ともに70歳未満は3割，70歳以上75歳未満は2割（一定以上の所得を有する者は3割），義務教育未就学児（6歳に達する日の属する最初の3月31日まで）は2割である。

（4）国民健康保険

1）対　　象

国民健康保険は健康保険，船員保険，共済組合等の被用者保険に加入していない者を対象として，疾病，負傷，出産，死亡について必要な保険給付を行うことを目的とする医療保険制度である。たとえば農業従事者，自営・自由業者，無職者などがあてはまる。

国民健康保険の保険者は都道府県，市町村および国民健康保険組合である。国民健康保険組合は同業職種に従事する者（医師，弁護士，理容師など）により組織される法人で，都道府県および都道府県内の市町村の行う国民健康保険事業に支障のない限り知事の認可を受けて設立される。

保険料の徴収は保険税，または保険料のいずれかにより世帯主，または組合員に課されるが，約90％の市町村が保険税方式を採用している。

2）給付内容

給付内容については健康保険の被用者保険の場合と大きな相違はない。療養の給付（現物給付），入院時食事療養費，入院時生活療養費，保険外併用療養費，療養費，訪問看護療養費，特別療養費，移送費の支給（現金給付）などは被用者保険と同様である。傷病手当金は条例，または規約の定めるところにより，任意給付として実施することはできるが，市町村の場合，現在実施しているところはない。

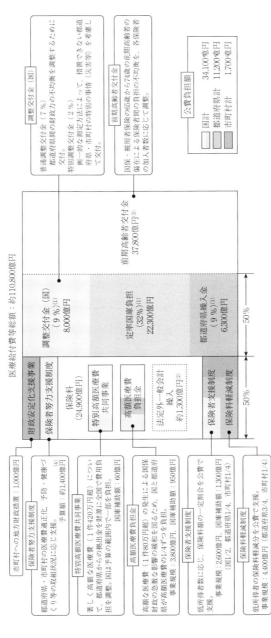

図表 3 - 6 国保財政の現状 (令和 3 年度予算ベース)

医療給付費等総額：約110,800億円

調整交付金 (国)
普通調整交付金 (7 %)
都道府県間の財政力の不均衡を調整するために交付。
特別調整交付金 (2 %)
画一的な測定方法によっては、措置できない都道府県・市町村の特別の事情 (災害等) を考慮して交付。

前期高齢者交付金
国保・被用者保険の65歳から74歳の前期高齢者の偏在による保険者間の負担の不均衡を、各保険者の加入者数に応じて調整。

公費負担額
国計 34,100億円
都道府県計 11,200億円
市町村計 1,700億円

調整交付金 (国)[1]
8,000億円

定率国庫負担 (32%)[1]
22,300億円

都道府県繰入金 (9 %)[1]
6,300億円

前期高齢者交付金[3]
37,800億円

50%

50%

財政安定化支援事業
市町村への地方財政措置：1,000億円

保険者努力支援制度
都道府県・市町村の医療費適正化、予防・健康づくり等の取組状況に応じて支援。
予算額：約1,400億円[4]

保険料
(24,900億円)

特別高額医療費共同事業
著しく高額な医療費 (1 件420万円超) について、都道府県からの拠出金を財源に全国で費用を負担。都道府県は予算の範囲内で一部を負担。国調整・国は予算の範囲内でで一部を負担。
国庫補助額：60億円

特別高額医療費共同事業

高額医療費
負担金

高額医療費負担金
高額な医療費 (1件80万円超) の発生による国保財政の急激な影響を緩和を図るため、国と都道府県が高額医療費の1/4ずつを負担。
事業規模：3,800億円、国庫補助額：950億円

法定外一般会計
繰入
約1,300億円[2]

保険者支援制度
低所得者数に応じ、保険料額の一定割合を公費で支援。
事業規模：2,600億円、国庫補助額：1,300億円
(国1/2、都道府県1/4、市町村1/4)

保険者支援制度

保険料軽減制度

保険料軽減制度
低所得者の保険料軽減分を公費で支援。
事業規模：4,400億円 (都道府県3/4、市町村1/4)

資料：厚生労働省資料を基に作成。

注：(1) それぞれ保険給付費等の 9 %、32%、9 %の割合を基本とするが、9 %の割合を含む法律上の措置がある。

(2) 平成30年度決算における決算補填等の目的の一般会計繰入の額。

(3) 退職被保険者を除いて算定した前期高齢者交付金であり、実際の交付金額とは異なる。

(4) 令和 3 年度は、平成29年度に特例基金に措置した500億円のうち残30億円は取り崩しない。

出典：国民健康保険中央会「国保のすがた」2021年、7 頁。

図表 3-7　国保（市町村）・協会けんぽ・組合健保の比較

	国保（市町村）	協会けんぽ	組合健保
保険者数（平成31年3月末）	1,716	1	1,391
加入者数 （平成31年3月末）	2,752万人 （1,768万世帯）	3,940万人 被保険者2,376万人 被扶養者1,564万人	2,954万人 被保険者1,672万人 被扶養者1,282万人
加入者平均年齢（平成30年度）	53.3歳	37.8歳	35.1歳
65～74歳の割合（平成30年度）	43.0%	7.5%	3.3%
加入者一人当たり医療費（平成30年度）	36.8円	18.1万円	16.0万円
加入者一人当たり 平均所得(1)（平成30年度）	88万円 一世帯当たり137万円	156万円 一世帯当たり(2)258万円	222万円 一世帯当たり(2)391万円
加入者一人当たり 平均保険料 （平成30年度）(3) 〈事業主負担込〉	8.8万円 一世帯当たり13.7万円	11.7万円〈23.3万円〉 被保険者一人当たり 19.4万円〈38.7万円〉	12.9万円〈28.4万円〉 被保険者一人当たり 22.8万円〈50.0万円〉
		平均保険料率10.00%	平均保険料率9.21%
保険料負担率(4)	10.0%	7.5%	5.8%
公費負担	給付費等の50% ＋保険料軽減等	給付費等の16.4%	後期高齢者支援金等の 負担が重い保険者等へ の補助
公費負担額(5) （令和3年度予算案ベース）	4兆3,734億円 （国3兆1,741億円）	1兆2,357億円 （全額国費）	720億円（全額国費）

注：(1)　国保（市町村）については，「総所得金額（収入総額から必要経費，給与所得控除，公的年
　　　　金等控除を差し引いたもの）及び山林所得金額」に「雑損失の繰越控除額」と「分離譲渡所得
　　　　金額」を加えたものを加入者数で除したもの。（「国民健康保険実態調査」の前年所得を使用し
　　　　ている。）協会けんぽ，組合健保については，「標準報酬総額」から「給与所得控除に相当する
　　　　額」を除いたものを，年度平均加入者数で除した参考値である。
　　　(2)　被保険者一人当たりの金額を表す。
　　　(3)　加入者一人当たり保険料額は，国保（市町村）は現年分保険料調定額，被用者保険は決算に
　　　　おける保険料額を基に推計。保険料額に介護分は含まない。
　　　(4)　保険料負担率は，加入者一人当たり平均保険料を加入者一人当たり平均所得で除した額。
　　　(5)　介護納付金及び特定健診・特定保健指導等に対する負担金・補助金は含まれていない。
資料：厚生労働省資料を基に作成。
出典：図表3-6と同じ，6頁。

3）財　　源

　国民健康保険の財源は被保険者の納める保険料，国庫負担（補助），都道
府県補助金，市町村補助金，市町村の一般会計からの繰入金等がある（図表
3-6）。保険料の算定方式は複雑であり，収入や固定資産税額に応じて負担
する所得割と資産割（2つは応能割といわれる），世帯ごとや世帯の被保険者
数に応じて負担する平等割と均等割（2つは応益割といわれる）の4つから各

市町村が組み合わせて計算される。

　被保険者の自己負担率は，保険加入者，被扶養者ともに70歳未満は 3 割，70歳以上75歳未満は 2 割（一定以上の所得を有する者は 3 割），義務教育未就学児（ 6 歳に達する日の属する最初の 3 月31日まで）は 2 割である。

（ 5 ）共済組合

1 ）対　　象

　共済組合は大きく分けて 3 種類あり，①国家公務員を対象とした国家公務員共済組合，②地方公務員を対象とした地方公務員共済組合，③私立学校教職員などを対象とした私立学校教職員共済がある（図表 3 - 8 ）。

　これらの対象者は健康保険法において「共済組合の組合員であるものに対しては，この法律による保険給付は，行わない」とされ，各々の共済組合法によって医療保険の給付にあたる短期給付事業，年金給付にあたる長期給付事業が行われている。それぞれ国家公務員共済組合法，地方公務員等共済組合法，私立学校教職員共済法を根拠法としている。ちなみに，2020（令和 2 年）年 3 月末現在，国家公務員共済組合の保険者は20団体あり，加入者は211万人（本人加入者約108万人，家族加入者約103万人）いる。地方公務員共済組合の保険者は64団体あり，加入者は560万人（本人加入者約302万人，家族加入者約258万人）いる。2021（令和 3 ）年度末現在，私立学校教職員共済は 1 団体（日本私立学校振興・共済事業財団）あり，加入者は95万人（本人加入者約61万人，家族加入者約34万人）いる。

2 ）給付内容

　共済組合の給付内容は短期給付と長期給付があるが，医療保険給付に相当する短期給付については健康保険とほぼ同じ給付内容があり，医療給付（現物給付）と現金給付がある。健康保険法で「共済組合の給付の種類及び程度は，この法律の給付の種類及び程度以上であることを要する」（法第200条の 2 ）とされており，法定給付以外では休業手当金，弔慰金・家族弔慰金，災

図表 3 - 8　共済組合（短期部門）の概要

制　度　の　種　類		国家公務員共済組合	地方公務員共済組合	私立学校教職員共済
根　拠　法 ［施行］		国家公務員共済組合法 （昭33.5.1 法128） ［昭33.7.1］	地方公務員等共済組合法 （昭37.9.8 法152） ［昭37.12.1］	私立学校教職員共済法 （昭28.8.21 法245） ［昭29.1.1］
対　　　象		国　家　公　務　員	地　方　公　務　員	私立学校教職員
保　険　者 （平成26年3月末現在）		各省庁等共済組合 （20）	各地方公務員等共済組合 （64）	日本私立学校振興・ 共済事業団
加　入　者　数		本人　108万人 家族　103万人 （令和2年3月末）	本人　302万人 家族　258万人 （令和2年3月末）	本人　61万人 家族　34万人 （令和3年3月末）

<table>
<tr><td rowspan="4">財

源</td><td colspan="2" rowspan="2">一般掛金保険料率</td><td>本人
使用者
計</td><td>3.81%～ 5.38%
3.81%～ 5.38%
7.62%～10.76%
（平成29年9月1日現在）</td><td>3.94%～ 6.14%
3.94%～ 6.14%
7.88%～12.28%
（平成28年9月1日現在）</td><td>4.28%
4.28%
8.57%
（令和3年3月末）</td></tr>
</table>

		国家公務員共済組合	地方公務員共済組合	私立学校教職員共済
国庫負担・補助		事務費の全額	（各地方公共団体が事務費の全額負担）	事務費の一部

保健給付

診　療　等 （一部負担）	義務教育就学後から70歳未満：3割。ただし義務教育就学前：2割、70歳以上75歳未満：2割※（現役並み所得者口は3割） ※70歳以上75歳未満の者については、平成26年3月末までに既に70歳に達している者：1割
入院時生活療養費	標準負担額　・住民税課税世帯　1食260円　・住民税非課税世帯　90日まで1食210円　91日目以降は1食160円　・特に所得の低い住民税非課税世帯　1食100円
入院時生活療養費	生活療養標準負担額　・一般(I)1食460円+1日320円　・一般(II)1食420円+1日320円　・住民税非課税世帯　1食210円+1日320円　・特に所得の低い住民税非課税世帯　1食130円+1日320円 ※療養病床に入院する65歳以上の者が対象 ※難病等の入院医療の必要性の高い患者の負担は食事療養標準負担金と同額
高額療養費	［自己負担限度額］〈70歳未満の者〉・年収1,160万円～：252,600円－（医療費－842,000円）×1％　・年収770～約1,160万円～：167,400円+（医療費－558,000円）×1％　・年収約370～約770万円～：80,100円+（医療費－267,000円）×1％　・年収約370万円：57,600円　・住民税非課税：35,400円 〈70歳以上75歳未満の者〉・現役並み所得者：80,100円+（医療－267,000円）×1％、外来（個人ごと）44,400円　・一般：44,400円、外来（個人ごと）12,000円　・住民税非課税世帯：24,600円、外来（個人ごと）8,000円 ［世帯合算基準額］70歳未満の者については、同一月における21,000円以上の負担が複数の場合は、これを合算して支給 ［多数該当の負担軽減］12ヶ月間に3回以上該当の場合の4回目からの自己負担限度額。 〈70歳未満の者〉・年収約1,160万円～：140,100円　・年収770～約1,160万円：93,000円・年収370～約770万円：44,400円　・年収約370万円：44,400円 ・住民税非課税：24,400円70歳以上の現役並み所得者：44,400円 ［長期高額疾病患者の負担軽減］血友病、人工透析を行う慢性腎不全の患者等の自己負担限度額は10,000円　ただし、年収770万円超の区分で人工透析を行う70歳未満の患者の自己負担限度額は20,000円
高額医療・高額介護合　算　制　度	毎年8月から翌年7月までの1年間の医療保険と介護保険の自己負担の合算額が著しく高額となる場合に、負担を軽減する仕組み。自己負担限度額は所得と年齢に応じてきめ細かく設定

	出産育児一時金	420,000円 ※産科医療補償制度に加入する医療機関で出産した場合，それ以外の場合は404,000円		
	家族出産育児一時金	420,000円 ※産科医療補償制度に加入する医療機関で出産した場合，それ以外の場合は404,000円		
	埋　葬　料	50,000円	50,000円	50,000円
	家族埋葬料	50,000円	50,000円	50,000円
休業給付	傷病手当金	1日につき標準報酬日額の3分の2相当額 1年6カ月（結核性3年）まで	1日につき給料日額の3分の2に一定係数を乗じた額 1年6カ月（結核性3年）まで	1日につき標準給与日額の3分の2に一定係数を乗じた額 1年6カ月（結核性3年）まで
	出産手当金	1日につき標準報酬日額の3分の2相当額	1日につき給料日額の3分の2に一定係数を乗じた額	1日につき標準給与日額の8割から学校等で支払った給与を差し引いた額
		出産日（出産が予定日後であるときは，予定日）以前42日（多胎妊娠の場合は，98日）から出産日後56日まで		
	休業手当金	1日につき標準報酬日額の50%相当額	1日につき給料日額の60%相当額	1日につき標準給与日額の60%相当額
災害給付	弔　慰　金	標準報酬月額の1カ月相当額	給料月額の1カ月相当額	標準給与月額の1カ月相当額
	家族弔慰金	標準報酬月額の70%相当額	給料月額の70%相当額	標準給与月額の70%相当額
	災害見舞金	損害の程度に応じ標準報酬月額の半月分～3カ月分	損害の程度に応じ給料の半月分～3カ月分	損害の程度に応じ標準給与月額の半月分～3カ月分

資料：国立社会保障・人口問題研究所『社会保障統計年報　平成28年版』法研，2016年，24～25頁。
出典：図表3－5と同じ，117頁，筆者修正。

害見舞手当金などがある。

3）財　　源

　財源については被保険者の納める保険料，一部負担金，国庫負担がある。保険料は事業主（国，自治体，学校法人など）と組合員（私立学校教職員共済の場合，加入者という）が折半で負担する。保険料率は各組合において毎年の収支が均衡するように決められている。各組合によって加入者の年齢構成，平均標準報酬，扶養率などの事情が異なるため，保険料率も異なる。

　被保険者の自己負担率は，保険加入者，被扶養者ともに70歳未満は3割，70歳以上75歳未満は2割（一定以上の所得を有する者は3割），義務教育未就学児（6歳に達する日の属する最初の3月31日まで）は2割である。

（6）後期高齢者医療制度

1）対　　象

　高齢者医療は1972年の老人医療費無料化で過剰受診が増加し，国民健康保険の支出が増大した。少子高齢化の進展，老人医療費の増加，財政負担の不均等などが問題となり，2008年から「高齢者の医療の確保に関する法律」が施行され，後期高齢者医療制度と前期高齢者医療制度が設けられた。医療費が高くなりやすい高齢者を他の医療保険制度から切り離し，新たな制度を設けることで上記のような問題点の改善が図られた（図表3-9）。

　75歳以上の高齢者（65歳以上の一定の障害があると認定を受けた者，寝たきりなどの状態を含む）は，それまでの医療保険制度から脱退し，後期高齢者医療制度に加入することになった。また，40歳以上75歳未満の者は生活習慣病の予防を目的とした特定健康診査および特定保健指導の対象となった。

　制度の運営は都道府県単位で設立された後期高齢者医療広域連合が行い，市町村が保険料徴収と窓口業務を行う。

2）給付内容

　給付内容は被用者保険や公営の国保とほぼ共通しており，現物給付（医療サービスの給付）と現金給付（療養の支給）がある。療養の給付，入院時食事療養費，入院時生活療養費，保険外併用療養費，療養費，訪問看護療養費，特別療養費，移送費，高額療養費，高額介護合算療養費，その他広域連合の条例で定められた給付がある。

3）財　　源

　財源については患者負担を除いた全体の約1割が被保険者の納める保険料であり，約4割が現役世代からの支援（後期高齢者支援金），約5割が公費（国4：都道府県1：市町村1）である。被保険者の自己負担率は1割であり，一定以上所得者は3割である。

図表 3 - 9　新たな高齢者医療制度の創設（平成20年 4 月）

○75歳以上の後期高齢者については，その心身の特性や生活実態等を踏まえ，平成20年度に
　独立した医療制度を創設する。
○あわせて，65歳から74歳の前期高齢者については，退職者が国民健康保険に大量に加入し，
　保険者間で医療費の負担に不均衡が生じていることから，これを調節する制度を創設する。
○現行の退職者医療制度は廃止する。ただし，現制度からの円滑な移行を図るため，平成
　26年度までの間における65歳未満の退職者を対象として現行の退職者医療制度を存続させ
　る経過措置を講ずる。

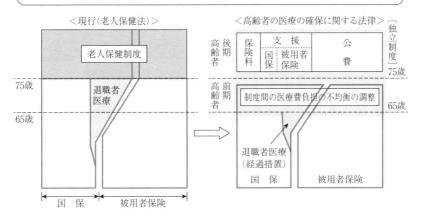

出典：厚生労働省 HP（https://www.mhlw.go.jp/bunya/shakaihosho/iryouseido01/dl/info02d-14a.
　　　pdf，2021年 9 月22日アクセス）。

（7）前期高齢者医療制度

　65歳以上75歳未満の前期高齢者を対象とし，健康保険や国民健康保険など
の従来の医療保険に加入したまま保険給付を受けることになる。前期高齢者
が偏在することによる保険者間の負担の不均衡を調整するため，各保険者は
加入者数に応じた財政負担を行うことになっている（図表 3 -10）。

（8）高額療養費制度

　高額療養費制度は医療保険上の世帯の所得により一月当たりの自己負担限
度額が設定されており，これを超える分について保険給付されるものである。
また，高額療養費の支給が直近の12カ月において 4 回目以上となる場合，

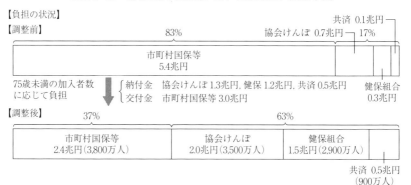

図表 3-10　前期高齢者医療費に関する財政調整（2015年度）

【負担の状況】

【調整前】

出典：厚生労働省HP（https://www.mhlw.go.jp/file/05-Shingikai-12601000-Seisakutoukatsukan-njikanshitsu_Shakaihoshoutantou/0000046124.pdf，2021年9月22日アクセス）。

「多数該当」といい，4回目から自己負担限度額が引き下げられる。

　高額療養費はいったん窓口で原則3割の自己負担を支払ったうえで，その後の請求により払い戻しを受ける現金給付が原則であるが，あらかじめ保険者から高額療養費自己負担について「限度額適用認定証」の交付を受け，これを保険医療機関に提示すれば窓口支払は自己負担限度額にとどめられ，現物給付されることとなる。さらに，2012年4月から，同一の医療機関の外来診療でも適応されている。

　世帯内の同一の医療保険の加入者について，毎年8月から1年間分の医療保険と介護保険の自己負担額（高額療養費と高額介護（サービス）費の額を控除）の合計額が一定額を超えた場合，高額医療・高額介護合算療養費が支給される（前出，図表3-4）。

（9）無料低額診療

　無料低額診療事業は社会福祉法（第2条第3項第9号）に基づき，生活困難者が経済的な理由によって必要な医療を受ける機会を制限されることのないよう，無料または低額の料金で診療を行う事業である。この事業は社会福祉

法の定める第二種社会福祉事業として位置づけられており，経営主体によっては法人税・法人住民税，固定資産税や不動産取得税の非課税などの税制上の優遇措置が講じられている。対象者は低所得者，要保護者，ホームレス，DV被害者，人身取引被害者，外国人などの生計困難者で，生活が改善するまでの一時的な措置として生活保護開始までの原則1カ月，最大3カ月（一部負担の全額減免と一部免除は6カ月）を基準に，保険診療の受診時の自己負担の一部，または全額が減免される。

　生活保護法による保護を受けている者および無料，または診療費の10％以上の減免を受けた者が取扱患者の10％以上などの基準が設けられており，さらに，医療機関には，①生計困難者を対象とする診療費の減免方法を定め，これを明示すること，②医療上，生活上の相談に応ずるために医療ソーシャルワーカーを置くこと，③生計困難者を対象として定期的に無料の健康相談，保健教育等を行うことなどいくつかの条件が義務づけられている。診療費の減免方法の明示，医療上・生活上の相談に応ずる医療ソーシャルワーカーの配置，生活困難者を対象とする定期的な無料健康相談，保健教育等を行うことなどが義務づけられている。

　診療施設において取り扱う患者の診療方針，診療報酬については健康保険法の例によることとされている。

　事業主体は社会福祉法人（済生会，日本赤十字社など），公益法人（社団・財団），生活協同組合，医療法人，宗教法人などで，都道府県等へ届出を行い，実施している。ちなみに，2020（令和2）年度の実績をみると，367病院，365診療所，合計732施設で，延べ710万549人が無料低額診療事業を利用している。[8]

3　労働者災害補償保険，傷病手当金，特定疾患医療費助成制度

（1）労働者災害補償保険
1）労災保険の仕組み

労働者災害補償保険（労災保険）は，労働者の業務上，または通勤による事故，災害などによる障害，ケガ・病気，死亡などのリスクに対し，補償を行う社会保険制度である。

① 対象者

労災保険の加入は労働者を使用するすべての事業に適用される。国籍や年齢，雇用形態，居住地などは関係ない。また，一定の手続きを経れば中小企業事業主，個人事業主，家内労働者なども加入が認められる（特別加入制度）。

② 保険料

保険料率は雇用保険と徴収が同一の労働保険料のうちの労災保険分である。この労災保険料は事業主は使用者の労働上の災害補償責任を担うべきであるという考えから，事業主のみの負担で労働者側の負担はない。

保険料は業務災害のリスクの程度が業種によって差があるため，事業の種類ごとに決定される。通勤災害のリスクは業種とほとんど関係がないため一定である。また，労災保険料を業務災害の発生状況と関連させ，保険料率を最大40％増減させるメリット制がある。これは労災予防に努めるように職場環境，就業環境を整備することで労災保険料率が軽減される一方，逆に労災が多発すれば保険料率が上昇することで事業主に労働環境の整備を促すようにされている。

③ 労災の認定

労災認定の判断基準は法律には基準等は規定されておらず，厚生労働省の通達によって業務起因性の一般的な判断基準のほか，各種の事故や疾病についての判断基準がある。業務と事故の因果関係（時間，場所）を要素として

判断される。

　労災の給付に関しては労働基準監督署が業務災害の認定を行う。業務上の疾病は，業務による有害因子とどの程度評価するかで判断される。

2）給付の種類

　給付は業務災害に関する給付と通勤災害に関する給付に分けることができる。いずれも治療，療養のための現物給付（療養給付），障害によって失われた所得を保障する現金給付（休業給付，傷病給付，障害給付，介護給付，遺族給付）がある。

　業務災害は「療養補償給付」のように名称に「補償」が入る。通勤災害は使用者に補償責任はないため，療養給付というように「補償」は入っていない。以下，補償の文字はカッコ内に示す。

　なお，業務外の場合には医療保険で保障される。

　①　療養（補償）給付

　労働者が業務上の事故・通勤上の災害で負傷や疾病を負った場合，労災指定病院または都道府県労働局長の指定する医療機関等で療養を受ける場合は現物給付として補償される。また，労災病院，もしくは都道府県労働局長の指定する医療機関以外の医療機関等で療養を受ける場合，現金給付として療養に要した費用が支給される。その費用は労災保険の診療報酬で計算され，被災労働者の一部負担はなく，全額が労災保険から支出される。

　一方，通勤災害の場合にも療養給付が支給されるが，こちらは低額の一部負担金がある。給付内容は療養補償給付と同一である。

　②　休業（補償）給付

　労働者が業務・通勤災害による疾病等で休業する場合，休業第4日目から休業（補償）給付および休業特別支給金が支給される。それぞれ平均賃金（休業給付基本日額）の60％，20％の水準である。休業（補償）給付を受けて1年6カ月を経過してもなお重度の症状（1級から3級）である場合，傷病（補償）年金，傷病特別年金・傷病特別支給金が支払われる。

③　障害給付

　労働者が業務・通勤災害による傷病が治った（残った）場合，障害（補償）給付および障害特別支給金が支給される。障害の程度が重い場合（障害の程度に応じ，障害等級１級〜７級）には障害（補償）年金，障害特別年金が支給される。また，障害の程度が８〜14級の場合には障害（補償）一時金および障害特別一時金が支給される。死亡した場合には遺族に遺族（補償）給付が支払われる。介護を要する状態にあるときは介護補償給付が支給される。

　このほか，事業主が行う労働安全衛生法に基づく定期健康診断（１次健康診断）において，一定の項目検査について異常の所見があると診断された場合，労働者の請求により，２次健康診断および特定保健指導が行われる。

（2）傷病手当金

　被用者を対象とする職域保険では，業務外の事由による病気やケガの療養のため仕事を休んだ日から連続して３日間（待機期間）の後，４日目から最長で１年６カ月間，給料（標準報酬月額）の約６割にあたる金額が傷病手当金として支給される（現金給付）。病気休業中に被保険者とその家族の生活を保障するために設けられた制度である（労災の場合は休業補償給付として４割，また休業特別給付金が２割付加される）。これに対し，国民健康保険等の地域保険には傷病手当金はない。

（3）特定疾患医療費助成制度

　難病の患者に対する医療等に関する法律（以下「難病法」という）に基づく医療費助成制度が2015年１月１日に施行されたことに伴い，難病法の施行前に特定疾患治療研究事業で対象とされてきた特定疾患のうち，難病法に基づく特定医療費の支給対象となる指定難病以外の次の疾患については，治療がきわめて困難であり，かつその医療費も高額であるため，医療費助成が行われている。

① スモン
② 難治性の肝炎のうち劇症肝炎
③ 重症急性膵炎
④ プリオン病（ヒト由来乾燥硬膜移植によるクロイツフェルト・ヤコブ病に限る）

　なお，②難治性の肝炎のうち劇症肝炎，③重症急性膵炎については2014年12月31日時点で特定疾患医療受給者として認定され，その後も継続的に認定基準を満たしているものに限り医療費助成が行われ，新規申請をすることはできない。

（4）公費負担医療制度
1）概　　要
　公費負担医療制度は特定の目的のため，医療費の自己負担の一部，または全部を国や地方自治体等が公費により負担するものである。一般に医療保険で取り扱うことが不適当な事情，社会的，あるいは歴史的な事情がある場合等に実施される。
　特定の目的とは国が補償すべきもの，公衆衛生の向上を目的とするもの，社会生活の向上を目的とするもの，難病などの治療研究をすすめるもの，障害者および障害児の福祉の増進を図ることを目的とするもの等がある。制度の成り立ち，根拠法などはそれぞれである。
　日本における公費負担医療は全額公費負担のものもある一方，医療保険制度が優先でその自己負担分のみに対して公費負担が適用されるものもある。また，公費の国と自治体の負担割合も制度ごとに異なっている。
　さらに，乳幼児医療制度など市町村独自の公費負担制度は実施の有無，名称，対象者，年齢，認定基準，窓口負担方法，負担金などの細部が自治体により異なっている。

2）公衆衛生の向上を目的とするもの

① 公害健康被害の補償

大気汚染や水質汚濁等の公害による健康被害として認定された患者の公費負担である。指定疾患には気管支喘息，慢性気管支炎，喘息性気管支炎，肺気腫等がある。

② 石綿（アスベスト）による健康被害の救済

石綿を吸入することにより指定疾患（悪性中皮腫，肺がん，気管支がん，石綿肺など）にかかった者，または遺族を対象として医療費を全額給付し，被害の救済が行われる。

③ 結核予防法による命令入所または適正医療

結核を患った患者が指定された医療機関において治療を受けるとき，全医療費の95％を公費と医療保険で負担する。感染の可能性がある場合には患者本人の同意をもって，保健所長は施設に入所させることができる。

3）社会生活の向上を目的とするもの

① 生活保護法に基づく医療扶助

医療扶助は生活保護法上の保護の一つであり，困窮のため最低限度の生活を維持できない場合に支給される。保護を必要とする者やその扶養義務者が申請をする必要がある。医療扶助は原則現物給付によって行われる。

② 自立支援医療

障害者に関する医療費公費負担制度である。障害種別ごとに「更生医療」（身体障害者福祉法），「育成医療」（児童福祉法），「精神通院医療費公費負担制度」（精神保健福祉法）が各法律により規定されていたが，2016年に障害者自立支援法が施行され，3つの制度が自立支援医療制度として一元化された。

③ 養育医療

家庭での保育が困難であるため，入院治療を必要とする未熟児に対し，心身ともに健全に成長できるように母子保健法に基づき給付される。指定された養育医療機関で治療を受け，医療保険と公費で負担される。

④　戦傷病者特別援護法による補償

軍人軍属であった者が公務上で障害者となった場合の補償。療養の給付や補装具の支給などがあり，全額公費負担される。

⑤　原子爆弾被爆者に対する援護に関する法律による認定疾病医療の給付

認定された疾病の医療費については全額が給付される。一般の疾病の医療費に対しては，医療保険の自己負担分について給付される。

4）難病や特定疾患に関わるもの

①　難病医療助成制度による医療費助成

厚生労働大臣が指定した指定難病に罹患し，一定の条件を満たす場合，医療等に係る費用について自己負担分を助成（医療費患者負担率は 2 割）する制度である。「難病の患者に対する医療等に関する法律」が公布され，2015年1 月より，これまでの特定疾患医療から難病医療となり，新たな難病医療助成制度が始まった。

②　小児慢性特定疾病に関わる医療費助成

小児慢性特定疾病に罹患する児童について，健全育成の観点とともに，家庭の医療費負担軽減を図るために，医療費自己負担分の一部を助成する制度である。対象となる疾病は国が指定した16疾患群762疾病ある。

注

(1)　東京23区の特別区も含む。以下，略。

(2)　厚生労働省「令和 2 年度　国民医療費の概況」（2023年 1 月28日アクセス）。

(3)　同前。

(4)　同前。

(5)　財務省「令和 2 年度国家公務員共済組合事業統計年報」（https://www.mof. go.jp/policy/budget/reference/kk_annual_report/fy2020/index.html，2023年 1 月28日アクセス）。

(6)　総務省「令和 2 年度地方公務員共済組合等統計年報」（https://www.soumu. go.jp/main_content/000803010.pdf，2023年 1 月28日アクセス）。

⑺ 私立学校振興・共済事業団「私学共済制度統計要覧 令和3年度」(https://www.pmac.shigaku.go.jp/annai/joho/toukei/usn34s0000007sii-att/k_kyosai_toukei_youran_2022.pdf，2023年1月28日アクセス)。

⑻ 厚生労働省「無料低額診療事業・無料低額老健事業の実施状況の概要（令和2年度実績），(https://www.mhlw.go.jp/toukei/list/muryou_sinryoujigyou_b.html#b01，2023年1月28日アクセス)。

参考文献

川村匡由編著『入門 社会保障』ミネルヴァ書房，2021年。

厚生労働省「無料低額診療事業 無料低額老健事業の実施状況の概要（令和2年度実績）」「無料低額診療事業等に係る実施状況の報告」。

坂口正之・岡田忠克編『よくわかる社会保障 第5版』ミネルヴァ書房，2018年。

中央法規出版『社会保障の手引――施策の概要と基礎資料 2019年版』中央法規出版，2019年。

日本社会保障法学会編『医療保障法・介護保障法』（講座社会保障④）法律文化社，2001年。

広井良典・山崎泰彦編著『社会保障』（MINERVA社会福祉士養成テキストブック⑲）ミネルヴァ書房，2014年。

＿ 現場は今 ＿

　近年，診療報酬で社会福祉士や精神保健福祉士に関わるものが増えてきている。たとえば，社会福祉士では退院調整加算や患者サポート体制充実加算，精神保健福祉士では精神保健福祉士配置加算，精神科地域移行実施加算，精神科退院前訪問看護指導料，退院時リハビリテーション指導料等がある。このため，様々な現場で配置が進んでいることも含め，両専門職としての役割が求められており，活躍が期待されるところだが，質の担保と育成が急務である。そこで，社会福祉士や精神保健福祉士は現場で求められることを明確に実行し，クライアントにしっかりと返していかなければならない。

| 第4章 | 診療報酬制度の概要 |

学びのポイント

　医療施設の医師や歯科医師は，自分の属する病院や診療所（クリニック），歯科医院などの保険医療機関で患者の検査や治療後，その対価として自己負担分の医療費を患者に請求，患者はこれを受け，必要な自己負担をすることになっている。しかし，制度が複雑なため，多くの患者は請求されるままであることが現状である。このことは社会福祉士や医療ソーシャルワーカー（MSW），精神保健福祉士なども勤務する保険医療機関などに一任したままの傾向にあるが，医師や歯科医師などと同じ従事者として患者に真摯に接すべく，診療報酬制度について学ぶ。

1　診療報酬制度の概念

　診療報酬とは，健康保険（健保）や国民健康保険（国保），共済組合（共済），後期高齢者医療制度など医療保険制度の被保険者の病気やケガなどのため，必要な医療行為を行った保険医療機関，すなわち，病院や診療所，歯科医院が初診料や再診料，検査料，入院料，治療代など技術料を請求，受け取った代金をいう。ちなみに，医療費はこの診療報酬をはじめ，被保険者が毎月負担する保険料および国費，すなわち，一般の国民が納める税金を財源とした国庫負担金や国庫補助金からなっている。

図表 4 - 1　診療報酬制度の体系

外来医療	急性期の出来高払い 慢性期疾患の包括払い 専門医のコンサルテーションフィー（失陥別包括払い） 救急疾患の出来高払い 健康診査（健康診断）・検診に基づく支払い
入院医療	保険診療以外の研究費や療養費など高度医療としての支払い 急性期の疾患別・重症度別による包括支払い 亜急性期・回復期の状態別分類による包括支払い 慢性期の状態別分類による包括支払い

出典：厚生労働省 HP「診療報酬制度について」（2022年11月15日アクセス）などを基に筆者作成。

2　診療報酬制度の体系

　また，その体系は外来医療と入院医療に大別され，診療報酬は，前者は急性期の出来高払い，慢性期疾患の包括払い，専門医のコンサルテーションフィー（コンサル費用：失陥別包括払い），救急疾患の出来高払い，健康診査（健康診断）・検診に基づく支払い，後者は保険診療以外の研究費や療養費など高度医療としての支払い，急性期の疾患別・重症度別による包括支払い，亜急性期・回復期の状態別分類による包括支払い，慢性期の状態別分類による包括支払いからなる（図表4-1）。

　これを受け，これらの診療報酬はそれぞれの医療行為の該当項目ごとに点数化，厚生労働省告示の「診療報酬の算定方法（平成20年3月5日）」によって定めた診療報酬点数表に基づき1点を10円と換算，算定される。そこで，施設基準などの要件を満たす病院や診療所，歯科医院が患者に医療費の自己負担分を請求するが，2022年度現在，その主なものは図表4-2のように定められている。

　この結果，例えば医療保険適用分の医療費の診療報酬の点数が計3万点の場合，医療費は30万円だが，加入する医療保険の自己負担が1割の場合，負

図表 4 - 2　主な診療報酬点数表

初診料　288点
再診料　　73点
時間外対応加算　　5 ～ 1 点 　　　　地域包括診療加算　25 ～ 18点
外来診療料　74点
一般病棟入院基本料（1 日） 　　急性期　1,650 ～ 1,382点 　　療養病棟夜間看護加算　50点 　　看護補助体制充実加算　55点
障害者施設等入院基本料（同上）　看護補助加算　14日以内　146点 　　　　　　　　　　　　　　　　　　　　　　　15 ～ 30日以内　121点 　　　　　　　　　　　看護補助体制充実加算 　　　　　　　　　　　　　　　　14日以内　151点 　　　　　　　　　　　　　　　　15 ～ 30日以内　126点
有床診療所入院基本料（同上）　夜間看護配置加算　105 ～ 55点
急性期充実体制加算（同上）　7 ～ 14日　460 ～ 180点
地域医療支援病院入院診療加算（入院初日）　1,000点
紹介受診重点医療機関入院診療加算（同上）　800点
救急医療管理加算（1 日）　救急医療管理加算　1,050 ～ 420点
医師事務作業補助体制加算（入院初日）　15対 1 ～ 100対 1　1,050 ～ 260点
看護職員夜間12対 1 配置加算（1 日）　時間外対応加算　5 ～ 1 点
地域包括診療加算　25 ～ 18点
認知症地域包括診療加算　35 ～ 28点など

出典：厚生労働省 HP「診療報酬の算定方法（平成20年 3 月 5 日）」（2022年11月15日アクセス）より一部抜粋。

担額は 3 万円，2 割の場合，同 6 万円，3 割の場合，9 万円となる。もっとも，医療費が高額になった場合，一定の金額を超えた分が払い戻される<u>高額療養費制度</u>が適用され，減額される場合もある。

　なお，<u>主治医</u>（かかりつけ医）の病院や診療所，歯科医院など保険医療機関では医療行為が困難な場合，より高度の専門性の医療行為が必要な場合，当該の病院を紹介してもらう必要となる。

　そこで，当該の病院の主治医の書いた<u>紹介状</u>（診療情報提供書）を書いても

らい，紹介された保険医療機関に提出，医療行為が終わった際，医療費とは別に5,000円以上の紹介料を支払う必要がある。これは多数の患者が一部の保険医療機関に集中して医療行為に支障が出ないよう，その予防措置とされている制度である。

　もう一つ，診療報酬は内閣が原則2年ごとに国民医療費の動向や消費税等，税金の増税や諸般の事情に鑑み，医療費の総額（改定率）や個別の改定項目などの基本方針について，学識経験者などで編成された中央社会保険医療協議会に諮り，審議の上，政府予算案として国会で承認を得たものが改定率として公表され，改定されることになっている。ちなみに，改定後の診療報酬は金額ではなく，前回の診療報酬からの増減の割合を「診療報酬＋0.55％」や「診療報酬－0.99％」などと表記される。

　なお，保険医療機関の管理者はその設備費はもとより，医師や看護師，社会福祉士や医療ソーシャルワーカー（MSW），精神保健福祉士等，雇用する職員の人件費や医薬品，補助器具など医療材料費，メンテナンス費，飲料水や食品，日用用品などの売店，患者用の駐車場料金，さらに施設が借地や賃貸物件であればその借地代や賃料など，毎月発生するランニングコストを診療報酬で賄うことになっている。

3　関連制度

　ところで，この診療報酬制度との関連で調剤報酬制度が別途ある。これは，上述した保険医療機関で患者が医療行為を受けたあと，手渡された処方箋を自由に保険調剤薬局を選んで提示，当該の保険調剤薬局は手渡された処方薬を投与し，完治を目指す際，処方に努める患者に請求する対価である。

　具体的には，診療報酬制度と同様，調剤基本料および薬剤調整料からなる調剤技術料，調剤管理料，服薬管理指導料や主治医薬剤師指導料，外来服薬支援料からなる薬学管理料，調剤料，特定保険医療材料料と体系化されてい

る（図表 4 - 3）。

　そのうえで，医療保険の適用となる薬剤の調剤や処方薬の範囲，点数について，同省告示で決められた薬価・材料価格ごとに基本的に 1 点の単価を10円とした調剤報酬点数表に定める点数を参考に乗じ，算定される。また，政府はその内容や点数の見直しを行うため，原則 1 年に 1 回，同協議会に薬剤費の総額や個別の改定項目などの基本方針を示し，審議の上で改定する。その主なものは2022年度現在，図表 4 - 4 のように定められている。

図表 4 - 3　調剤報酬制度の体系

調剤技術料	調剤基本料
	薬剤調整料
調剤管理料	
薬学管理料	服薬管理指導料
	主治医薬剤師指導料
	外来服薬支援料
調剤料	
特定保険医療材料料	

出典：厚生労働省HP「薬局・薬剤師業務の評価体系の見直し」（2022年11月15日アクセス）を基に筆者作成。

図表 4 - 4　主な調剤報酬点数

調剤基本料　42〜26点
処方箋受付回数　3 万5,000超〜40万回以下　21点
後発医薬品調剤体制加算　15〜28点
内服薬（浸煎薬・湯薬を除く。1 剤）　7 日分以下，28点 　　　　　　　　　　　　　　　8 〜30日分以下，55〜77点 　　　　　　　　　　　　　　　31日分以上，86点
嚥下難者用製剤加算　80点
屯服薬　21点
浸煎薬（1 調剤）190点
湯薬（同上）　7 日分以下，190点 　　　　　　　8 〜28日分，190点 　　　　　　　8 日目以上，10点 　　　　　　　29日以上，400点
麻薬の調剤　各区分の所定点数に 1 調剤当たり70点加算 　　　　　　向精神薬，覚醒剤原料，または毒薬を調剤，同 8 点を各区分の所定点数に加算
保険薬局が開局時間以外の時間（午後10時〜午前 6 時。休日を除く），または深夜において調剤時間外加算，休日・加算　各所定点数の100分の10〜200点 午後 7 時（土曜日は午後 1 時〜翌日午前 8 時（深夜・休日を除く），休日，深夜で開局時間内の時間の調剤　夜間・休日等加算として処方箋受付 1 回につき　40点加算

出典：厚生労働省HP「調剤報酬の算定方法（平成20年 3 月 5 日）」（2022年11月15日アクセス）より一部抜粋。

参考文献

川村匡由編著『入門　社会保障』ミネルヴァ書房，2021年。

川村匡由編著『改訂　社会保障』建帛社，2020年。

厚生労働省編『令和4年版 厚生労働白書』日経印刷，2022年。

── 患者は今 ──

　診療報酬や調剤報酬は，多くの国民にとって自分への医療行為や薬剤の処方，およびその自己負担が適正なのか，理解することはきわめて困難である。また，政府は過剰検査・注射・投薬，いわゆる "検査漬け・注射漬け・薬漬け" によって法外の医療費や薬剤費とならないよう，医薬分業を指導している中，ドラッグストアが各地にオープン，一般用医薬品を大量に販売している。

　一方，MSW などの配置の人数も政府によって決められているため，低賃金のうえ，過重労働を強いられている。そこへ新型コロナウイルス感染症の感染拡大やインフルエンザも加わり，多くの保険医療機関は検査や治療に消極的だが，少子高齢化が進んでいるだけに，アフター・コロナも見据えた公衆衛生など社会保障の拡充と真の行財政改革により，国民が安心できる診療報酬および調剤報酬両制度とすべきではないだろうか。

<table>
<tr><td>第5章</td><td>医療施設</td></tr>
</table>

学びのポイント

医療ソーシャルワーカー（MSW）など医療機関で働く社会福祉士において求められるのは，その職場である特定機能病院や地域医療支援病院および診療所（クリニック）などの医療施設である。そこで，本章ではこのような医療施設の概要はもとより，これらの職場において求められる機能分化について理解することを学びのポイントとする。

1　病院（特定機能病院・地域医療支援病院）

（1）医療法に定められる医療提供施設（病床区分）

1）病院，診療所

医療提供施設（病床区分）は医療法に基づき良質かつ適切な医療を効率よく提供するため，医療法によってそれぞれの機能や特性，目的に応じ，医業を行うための場所を病院と診療所（クリニック）に限定し，病院は20床以上の病床を有するものである。これに対し，診療所は病床を有さず，0～19床の病床を有するものである。

このうち，病院は傷病者に対し，真に科学的，かつ適正な診療を与えることができるものであることとし，また，構造や設備などについても相当程度充実したものであることを要求している。これに対し，診療所は0～19床の病床を有する有床診療所と0床の無床診療所とし，構造や設備などについて病院に比べ，厳重な規制はしていない（図表5-1）。

図表 5 - 1　医療施設の類型

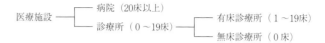

医療施設 ─┬─ 病院（20床以上）
　　　　　└─ 診療所（0〜19床）─┬─ 有床診療所（1〜19床）
　　　　　　　　　　　　　　　　└─ 無床診療所（0床）

出典：厚生労働省 HP「医療施設の類型」（2022年11月15日アクセス）を
　　　基に筆者作成。

図表 5 - 2　病院の類型

病院	一般病院
	特定機能病院（高度の医療の提供など）
	地域医療支援病院（地域医療を担うかかりつけ医，かかりつけ歯科医の支援など）
	精神病院（精神病床のみを有する病院＝対象：精神疾患）
	結核病院（結核病床のみを有する病院＝対象：結核患者）

出典：図表 5 - 1 と同じ。

2）病院の類型

　次に病院の類型では，同法に基づき一定の機能を有する病院について，一般病院をはじめ特定機能病院と地域医療支援病院は，一般病院とは異なる人員配置基準や構造設備基準，管理者の責務などの要件を定め，要件を満たした病院については名称独占を認めている。また，対象とする患者，すなわち，精神病患者や結核患者の相違に着目し，一部の病床については人員配置基準，構造設備基準の面で取扱いを別にしている。

　具体的には，病院は一般病院，特定機能病院（高度の医療の提供など），地域医療支援病院（地域医療を担うかかりつけ医，かかりつけ歯科医の支援など），精神病院（精神病床のみを有する病院＝対象：精神疾患），結核病院（結核病床のみを有する病院＝対象：結核患者）である（図表 5 - 2）。

　なお，病院・病棟として地域包括ケア，回復期リハビリテーション，療養（病床），精神科急性期治療，精神科救急入院科などの各病院・病棟もある。ちなみに，医療提供施設は2019年現在，一般診療所が10万2,616カ所と最も多く，以下，歯科診療所が 6 万8,500カ所，一般病院が7,246カ所，精神科病

96

院が1,054カ所と続いているが，病床数では20床以上の一般病院と精神科病院の方が多い。折しも新型コロナウイルス感染症が2023年3月現在，依然として猛威を奮っていて収束の兆しがみえておらず，医療逼迫を招いているが，その多くの患者の治療にあたっているのは全体の94％を占める民間病院や診療所である。

（2）個々の医療提供施設など

1）病院（一般・精神科）

　病院とは同法第1条の5により医師，または歯科医師が公衆，もしくは特定多数人のため，医業および歯科医業を行う場所であって，20人以上の患者を入院させるための施設を有するものとされる。また，病院には病床数や診療科，人員などに関する基準が定められている。

　その類型として病院には一般病院や精神科病院があるが，同省「平成30年医療施設（動態）調査・病院報告の概況」調査によると，一般病院数は1990年の9,002施設をピークに年々減少し，2018年10月現在，7,314施設となっている。

　これらの病院の配置は医療計画に基づいて行われており，特定機能病院や地域医療支援病院，臨床研究中核病院といった種類が設けられている。このうち，臨床研究中核病院とは病院の機能として革新的な医薬品や医療機器の開発に必要な質の高い臨床研究や治験が実施され，病床数は400床以上である。そして，10診療科を標榜し，臨床研究支援や管理部門で医師や看護師，薬剤師，臨床研究コーディネーター，社会福祉士，医療ソーシャルワーカー（MSW），精神保健福祉士などが配置されている。さらに，臨床検査施設や集中治療室などの設備があり，臨床研究の実施件数が充足することで同大臣の承認を受ける。

　病院の病床については，同法により精神病床，感染症病床，結核病床，療養病床，一般病床の5種類に区分されている。一般病床は急性期にある患者

の治療を行う病床であり，療養病床は慢性期の患者の長期にわたる療養の入院が目的の病床で，入院期間の制限はなく，長期の医療的ケアやリハビリテーション（リハビリ）を行う。病院における病床数として，同省「平成30年　医療施設（動態）調査・病院報告の概況」調査によると，多い順に一般病床（57.6%），精神病床（21.3%），療養病床（20.7%）となっている。また，平均在院日数では精神病床が265.8日，一般病床は16.1日である。

　なお，医療機能を持つ病院として同省の通知に基づいて指定される救命救急センターや災害拠点病院，総合周産期母子医療センター，地域がん診療連携拠点病院などでは救急医療や災害時の医療の確保，専門的な医療の質の向上や普及などを目的とする医療機能を反映した施設設備や人員などに関する基準が設けられている。肝心の医療従事者だが，診療所は医師，または歯科医師が公衆，もしくは特定多数人のため，医業，あるいは歯科医業を行う場所であって，患者を入院させるための施設を有しないもの，さらに19人以下の患者を入院させるための施設を有するものとされる。

　また，診療所の管理者は臨床研修などを修了した医師，または歯科医師であり，都道府県知事（市や特別区の場合，市長，または区長）へ開設後，10日以内に開設届をして開設することができる。このうち，診療所の医師は入院患者の病状の急変に備え，速やかに診療を行う体制の確保に努めることが求められる。そして，他の病院や診療所との緊密な連携を確保しなければならないと規定される。

　なお，診療所における入院患者の退院までの時間制限（48時間規定）は2007年に撤廃された。

２）介護老人保健施設

　次に，医療施設に関連した施設ではまず介護老人保健施設（老人保健施設）がある。同施設は介護保険法に基づき，在宅復帰を目的に医学的な管理の下，機能訓練（リハビリテーション）や介護などの日常生活のサービスを提供する施設だが，療養室や診察室，機能訓練室や条例で定めるその他の施設を有し

ていなければならない。

　この介護老人保健施設は医療法人や社会福祉法人，自治体などが開設できるが，いずれも都道府県知事の開設の許可を受け，6年ごとにその更新を受けなければならない。しかも，同知事は介護老人保健施設を営利目的として開設しようとする者に対し，介護保険事業支援計画に定める老人福祉圏域ごとの介護老人保健施設の入所定員がすでに総数に達しているか，超える場合，開設許可を与えないことができる。

　なお，介護保険施設のうち，介護老人保健施設と介護医療院は指定ではなく，許可によって開設される。

3）助産所

　助産所とは同法第2条の1により，助産師が公衆，または特定多数人のため，その業務（病院，もしくは診療所において行うものを除く）を行う場所をいう。業務の内容としては分娩の補助や妊産婦・新生児の保健指導などである。

　なお，助産所は妊産婦，または褥婦10人以上の入所施設を有してはならない。

4）調剤薬局

　調剤薬局とは医師の処方に基づいて調剤するほか，患者に対して薬の説明や服薬の仕方などを対面で説明する役割を持つ施設である。

5）介護医療院

　介護医療院とは介護保険法に基づき要介護者であって，主として長期にわたり療養が必要である者に対し，施設サービス計画に基づき療養上の管理，看護，医学的管理の下における介護および機能訓練，その他必要な医療ならびに日常生活上の世話を行うことを目的とする施設である。要介護者の能力（要介護度）に応じて自立した日常生活を営むことができるよう，長期療養のための医療と介護を主とした日常生活上の世話が一体的に提供される。

　介護医療院は慢性期の医療や介護ニーズの増加に対応するため，同法の改正により2018年4月から施行されたが，療養室や診察室，処置室や機能訓練

室，その他条例で定めるその他の施設を有していなければならない。さらに，医師や看護師，介護支援専門員（ケアマネジャー）およびその他の業務に従事する従業者を有しなければならないと規定されている。

　介護医療院は医療法人や社会福祉法人，自治体などが開設できる。開設者は都道府県知事の開設の許可を受け，6年ごとにその更新を受けなければならない。同知事は介護医療院を営利目的として開設しようとする者に対してや，介護保険事業支援計画に定める老人福祉圏域ごとの介護医療院の入所定員がすでに総数に達しているか，超える場合，開設許可を与えないことができる。

（3）特定機能病院など

1）特定機能病院

　特定機能病院とは高度の医療を提供する能力，高度の医療技術の開発・評価を行う能力，高度の医療に関する研修を行わせる能力，医療の高度の安全を確保する能力を有する同大臣の承認を得た病院である。また，病院や診療所などから紹介された高度な医療を必要とする患者の診療を基本としている。

　主な要件としては原則400床以上の病床を有し，同省令で定められた16診療科があることや紹介率が50％以上，逆紹介率は40％以上であり，集中治療室や無菌病室，医薬品情報管理室の設置，一定数の医師などの配置や医療安全管理体制の整備等が挙げられる。ここでの紹介率とは他の病院や診療所から紹介された患者の割合をいう。

2）地域医療支援病院

　地域医療支援病院とは，地域の病院・診療所を後方支援するための主治医（かかりつけ医）や主治歯科医との連携など，地域における医療の確保のために必要な支援を行う病院である。救急医療を提供する能力を有し，紹介患者中心の医療を提供することで同知事の承認を得た病院である。

　主な要件としては原則200床以上の病床を有し，地域における救急医療の

提供，他の病院や診療所からの紹介状を有する患者に対する医療の提供，病院の建物・設備・医療機器等の共同利用の実施，医療従事者に対する研修の実施などが挙げられる。また，地域医療支援病院では一定の紹介率などを充足するとして，次のいずれかを満たすことが求められる。

① 　紹介率が80％以上（紹介率が65％以上あり，承認後２年で紹介率が80％に達することが見込まれる場合を含む）

② 　紹介率が65％以上，かつ逆紹介率が40％以上

③ 　紹介率が50％以上，かつ逆紹介率が70％以上

3）在宅療養支援病院・診療所

患者の在宅療養の支援のため，24時間体制での訪問診療（往診）や訪問看護を行う保険医療機関として在宅療養支援病院・診療所が指定されている。

このうち，在宅療養支援病院は地域内に在宅療養支援診療所がない場合，在宅療養支援の役割を担う病院である。原則として病床数が200床未満だが，過疎地域では280床未満でなければならない。これに対し，在宅療養支援診療所は地域における退院後の患者に対する在宅療養の提供を患者や連携保険医療機関等の求めに応じて行うため，24時間で往診や訪問看護が可能な体制，緊急の入院受け入れ体制の確保などの要件を満たした診療所をいう。

これらの主な要件としては24時間連絡を受ける体制の確保をはじめ，24時間の往診体制や訪問看護体制，緊急時入院体制，連携する医療機関および連携する医療機関などへの情報提供，年１回の看取り数などの報告などが挙げられる。

4）在宅療養後方支援病院

在宅療養後方支援病院とは在宅医療を行うにあたり，緊急時における後方支援の病床確保のため，2014年度の診療報酬改定で新設された病院である。在宅療養後方支援病院の主な要件としては①許可病床が200床以上，②緊急

時に入院を希望する病院として，あらかじめ届け出ている入院希望患者については緊急時に対応し，必要であれば入院を受け入れる，③在宅医療を提供している医療機関と連携し，入院希望患者に対し，3カ月に1回以上の診療情報を交換していることである。

5）回復期リハビリテーション病棟

　回復期リハビリテーション病棟では，脳血管疾患や大腿骨頸部骨折などで身体機能の低下した患者に対し，ADL（日常生活動作）能力の向上による寝たきりの防止と家庭復帰を目的としたリハビリを集中的に行う。病棟入院料の算定要件として対象となる病名，発症・手術からの日数，入院期間ともに制限が設けられている。このため，所定の期間を過ぎた入院については診療報酬に反映されない。

　なお，在宅に向けた集中的リハビリの必要性の高い患者が常時8割以上入院している必要がある。

　この回復期リハビリテーション病棟の主な要件リハビリテーション科の標榜と常勤の専任医，理学療法士や作業療法士，看護職員等を配置するリハビリテーション実施計画の作成体制，適切なリハビリの効果や実施方法などを定期的に評価する体制がとられているほか，リハビリを提供できる体制を有していることなどが挙げられる。

6）地域包括ケア病棟

　地域包括ケア病棟では急性期医療を終え，病状が安定した患者を受け入れ，在宅復帰に向けたリハビリや栄養指導などの支援を行う。役割としては急性期治療を経過した患者の受け入れ，在宅療養の患者などの受け入れ，在宅復帰支援がある。主な要件は入院期間が60日以内で在宅復帰率が7割以上，在宅復帰支援担当者を配置することが求められている。

　なお，地域包括ケア病棟は2014年の診療報酬改定により創設された。

7）緩和ケア病棟

　緩和ケア病棟は身体的・精神的な苦痛の緩和を必要とする悪性腫瘍や後天

性免疫不全症候群の患者を入院させ，緩和ケアの提供を行いながら外来や在宅療養への円滑な移行も支援していく。

　主な要件としては，緩和ケアに関する研修を修了した医師などの配置，具体的には緩和ケアの研修を終了した医師および専任の看護師がそれぞれ1人以上配置されていることや患者1人につき8㎡以上の病室床面積であることなどである。

2　医療提供施設開設の手続き

（1）開設手続き

　このような医療提供施設を開設するには，病床の数や種類などによって設置の手続きが異なる。また，営利を目的とした開設に対し都道府県知事は許可を与えないことができる。ちなみに，これらの病院や診療所の開設主体として政府や自治体，日本赤十字社，恩賜財団済生会，医療法人や個人などがある。

　このうち，医療法人は病院や診療所，介護老人保健施設，または介護医療院を開設しようとする社団，もしく財団など一定の非営利性を備えた法人で，これらの病院施設を設立するには同知事の許可が必要である。そして，医療機関を法人化する目的として経営の安定性や永続性を確保することにある。

（2）管理者の責務

　これらの病院や診療所，助産所の管理者には患者はもとより，一般国民に対する医療情報提供・公表ならびに安全管理に関する対策が求められている。すなわち，管理者は同省令で定める事項を同知事に報告することで，同知事は医療を受ける者が病院などの選択を適切に行うため，必要な情報として報告事項を公表しなければならない。

　また，管理者は同省令に基づき，医療の安全を確保するための指針の策定

や従業者に対する研修の実施などを行う必要がある。そして，組織内に医療安全管理委員会を設置し，医療の安全を確保するための措置を講じなければならない。さらに，医療事故が発生した場合，管理者は同省令で定める医療事故調査制度に基づき速やかに原因を明らかにするための調査を行い，その結果を医療事故調査・支援センターに遅滞なく報告しなければならないことになっている。

3　病院や病床の機能分化

（1）保健・医療・福祉の連携

　病院や病床の機能分化などでは，まずは医療・福祉の連携の強化である。
　具体的には，政府は2014年以降，医療と介護の連携による地域医療・介護推進など緩和ケアをはじめ，保険診療とそれ以外の自由診療との併用（混合診療）の拡大，認知症対策やリハビリの推進，毎年急増している医療費を少しでも抑制するため，医療介護総合確保推進法に基づき，2025年までに病床の必要量を4つの医療機能ごとに推計，地域医療構想区域を341に設定，保険医療機関のカルテ（診療録）や保険調剤薬局の処方箋（しょほうせん），レセプト（診療報酬明細・請求書）など医療情報の開示・共有，患者代表などによる第三者機関によるチェックを通じ，保健・医療・福祉の連携の強化を図っている。もっとも，看護師や介護職などが慢性的に不足しているため，東京圏の高齢者は地方に移住してはいかがかなどとの乱暴な意見も聞かれている[1]。
　このようななか，岸田政権は2022年5月，新型コロナウイルス感染症の新たな変異株「オミクロン株」による第6～8波への対応を優先，病床確保のほか，臨時の医療施設の設置，運営やワクチン接種，ウイルス検査の実施などについても保険医療機関に法的拘束力のある指示などを出しているが，各自治体単位に保健・医療・福祉の連携を強化すべきである。

（2）インフォームド・コンセント，セカンド・オピニオンなど

　一部上述したように，医療機関によるカルテや調剤薬局の処方箋，レセプトなど患者へのインフォームド・コンセント（医療情報の患者および家族への開示と治療の同意），セカンド・オピニオン（主治医以外の第三者の医師の診断・意見）により双方の信頼関係の構築が重要である。とりわけ，延命治療では患者の意思決定を最優先しつつ，主治医や歯科医師，看護師，薬剤師，MSW などそれ以外のスタッフ，および患者やその家族も加わったチームによる決定，保険医療機関および保険調剤薬局における不必要な治療・処方，調剤医薬品の提供の規制，重複，医師の長時間労働や無給医の一掃が必要である。

（3）国民の心得

　最後に，国民も日頃から食生活に気をつけるとともに健康増進や定期健診に努め，人生100年時代を謳歌（おうか）することができるよう，国民医療の担い手として医療機関や調剤薬局，ドラッグストアなどに任せっぱなしでなく，セルフケア（自己ケア）に努めることが求められる。

　具体的には，早期発見・治療に努めるほか，カルテ（診療録）や処方箋，レセプトなど医療情報の開示・共有，患者代表などによる第三者機関によるチェックを通じ，国民医療に協力していくことを自覚すべきである。また，2014年からの医療と介護の連携による地域医療・介護推進など緩和ケアをはじめ，保険診療とそれ以外の自由診療との併用（混合診療）の拡大，認知症やリハビリの推進，子宮頸がんによるワクチン・治療薬，被害者や在外被爆者の救済，難病患者や子どもの慢性病の医療費の負担の軽減，生活保護の医療扶助の拡大，専任医師の配置基準の見直しによる確保である。同時に，地域の実情に応じ，医療，介護，予防，住まい，生活支援が一体的に提供される地域包括ケアシステムの構築（図表5-3），さらには地域共生社会の実現，すなわち，地域福祉の推進に努めたいものである。

図表 5-3　地域包括ケアシステム

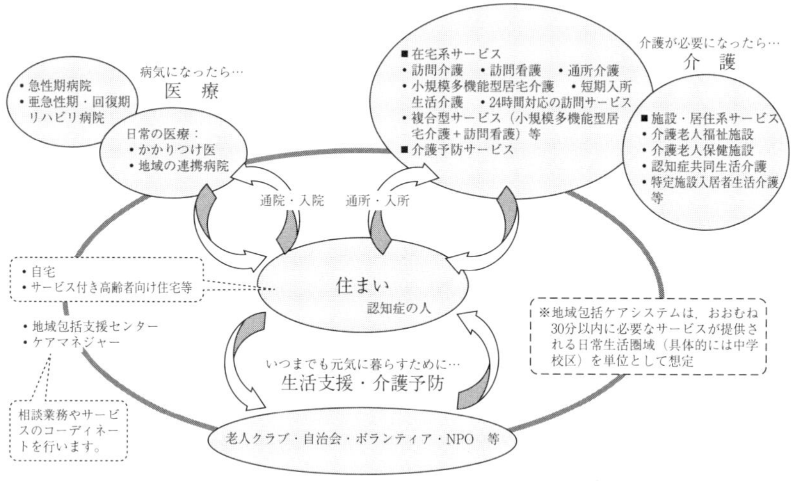

出典：厚生労働省 HP「地域包括ケアシステム」（2022年11月15日アクセス）。

　したがって，このように社会福祉士や精神保健福祉士など MSW の役割は平常時はもとより，災害時などでの救急医療の面でもきわめて重要なことが改めて理解できるものと思われる。

注
(1)　日本創成会議「増田レポート」2015年。

参考文献

川村匡由『防災福祉のまちづくり』水曜社，2017年。

川村匡由編著『相談援助』建帛社，2018年。

川村匡由編著『入門　社会保障』ミネルヴァ書房，2021年。

川村匡由・室田人志編著『医療福祉論──これからの医療ソーシャルワーク』ミネルヴァ書房，2011年。

厚生労働省編『厚生労働白書　令和4年版』日経印刷，2022年。

政治は今

　2020年春以降，中国を発症とする新型コロナウイルスの患者で医療逼迫を招いているが，その治療にあたっているのは，多くは民間病院や診療所である。なぜなら，歴代の自民・自公政権は日本医師会などの政治献金を受け，その利益誘導のため，市町村合併に伴う保健所の統廃合や国立・公立・公的病院の縮減，民営化を推進している。また，感染防止のためのワクチンの開発などに関わる公衆衛生への予算のカット等，少子高齢化に伴う自然増の社会保障給付費の抑制，防衛費や土建型公共事業などに毎年，多額の予算を計上など，製薬会社も100年に一度の感染症防止のための国産ワクチンの開発に消極的だからである。その意味で，これを機に社会福祉士やMSW，精神保健福祉士などソーシャルワーカーをはじめ，多くの国民の政治参加によって国民の命や暮らし，安全・安心な生活の確保に努めたいものである。

第6章	保健医療対策

学びのポイント

本章では，日本の保健医療対策について地域保健の広域的，専門的な拠点としての保健所の役割，地域医療の指針となる医療計画，および医療計画への位置づけが求められる5疾患と5事業，近年，国内外で取り組みが進められている薬剤耐性（AMR）対策を学習する。

日本における保健医療対策は人口動態や疾病構造の変化，医療技術の進展，さらには国民の健康や医療に対するニーズの多様化，複雑化など保健医療を取り巻く情勢の著しい変化を背景に，時代の要請に対応すべく拡充・強化されてきた。このような保健医療対策の変遷や現状，取り組みなどを学び，理解することは，地域を基盤として総合的，かつ包括的に問題解決に取り組む社会福祉士を目指す学生にとってとても重要なことである。

1 保健所の役割

（1）広域的・専門的拠点としての保健所

保健所は地域保健法に規定された行政機関である。1947年に保健所法が制定されて以降，保健所が健康相談，保健指導に加え，医事，薬事，食品衛生，環境衛生等に関する機能を併せ持ち，公衆衛生行政の中心的な機関として拡充強化が図られた。その後，保健所を中心とした公衆衛生行政の枠組みにおいて，衛生状態の改善や感染症の予防・治療等に重点が置かれ，着実に成果を挙げてきた。その一方で，地域保健を取り巻く環境は急速な少子高齢化の進展や生活習慣病を中心とした疾病構造の変化，地域住民のニーズの多様化等により著しく変化し，生活者個人の視点に基づく施策の重視が求められて

きた。このような背景から地域保健対策の抜本的な見直しが行われ，1994年に保健所法を改正し，地域保健法が制定された。

地域保健法は，その目的を「地域保健対策の推進に関する基本的指針」を策定し，地域において総合的に地域保健対策が推進され，地域住民の健康の保持および増進に寄与することとしている。従来の都道府県と市町村の役割を見直し，ライフステージを通じた住民に身近で利用頻度の高い保健サービスは，基礎的自治体である市町村が地域の特性を十分に発揮しつつ，一元的に提供することとなった。一方で，都道府県・国には市町村がその役割を果たすことができる条件を整備する役割を求めた。こうして市町村では市町村保健センター等の整備が進み，保健所は地域保健の広域的，かつ専門的・技術的拠点としての機能の強化が図られた。

（2）保健所の業務と役割

地域保健法において保健所は，地域保健推進の広域的な拠点として位置づけられており，都道府県と政令指定都市，中核市，特別区には設置が義務づけられている。2021年4月1日現在の全国の保健所数は470カ所となっており，その内都道府県（47）に354カ所，政令市（87）に93カ所，特別区（23）に23カ所となっている[2]。

この保健所には医師や歯科医師，獣医師，保健師，薬剤師，管理栄養士，理学療法士，作業療法士，精神保健福祉士など，保健所の業務を行うために必要な職員が配置されている。このため，保健所ではすべての業務において有資格者による専門的な相談や助言等を受けることができる体制づくりがされている。

なお，保健所長は医師であって，かつ3年以上公衆衛生の実務に従事した者，または国立保健医療科学院の養成訓練課程を修了した者，あるいはその有する技術経験がこれらに匹敵する者でなければならない。ただし，保健所を設置する地方公共団体の長が医師をもって保健所長に充てることが著しく

困難であると認める場合，2年以内の期間に限って，特定の要件を満たした
医師以外の者を保健所長に充てることができるとしている。

　保健所の業務は，地域保健法第 6 条において，次の事項に関する企画，調
整，指導などの事業を実施することとされている。

① 　地域保健に関する思想の普及及び向上に関する事項

② 　人口動態統計その他地域保健に係る統計に関する事項

③ 　栄養の改善及び食品衛生に関する事項

④ 　住宅，水道，下水道，廃棄物の処理，清掃その他の環境の衛生に関
する事項

⑤ 　医事及び薬事に関する事項

⑥ 　保健師に関する事項

⑦ 　公共医療事業の向上及び増進に関する事項

⑧ 　母性及び乳幼児並びに老人の保健に関する事項

⑨ 　歯科保健に関する事項

⑩ 　精神保健に関する事項

⑪ 　治療方法が確立していない疾病その他の特殊の疾病により長期に療
養を必要とする者の保健に関する事項

⑫ 　エイズ，結核，性病，伝染病その他の疾病の予防に関する事項

⑬ 　衛生上の試験及び検査に関する事項

⑭ 　その他地域住民の健康の保持及び増進に関する事項

　また，同法第 7 条では，所管区域の特性に応じて健康の保持・増進を図る
ために実施できる任意の事業として次の事項が規定されている。

① 　所管区域に係る地域保健に関する情報を収集し，整理し，及び活用
すること。

②　所管区域に係る地域保健に関する調査及び研究を行うこと。

③　歯科疾患その他厚生労働大臣の指定する疾病の治療を行うこと。

④　試験及び検査を行い，並びに医師，歯科医師，薬剤師その他の者に試験及び検査に関する施設を利用させること。

　さらに，同法第8条では「所管区域内の市町村の地域保健対策の実施に関し，市町村相互間の連絡調整を行い，及び市町村の求めに応じ，技術的助言，市町村職員の研修その他必要な援助を行うことができる」として，市町村への支援について定められている。

　保健所の活動として，対人保健サービスのうち，広域的に行うべきサービスや専門的技術を要するサービス，多種の保健医療職種によるチームワークを要するサービス，ならびに対物保健等のサービスを実施している。また，市町村が行う保健サービスに対し，必要な技術的援助を行う機関でもある（図表6-1）。

　対人保健分野（人と関わる）の具体的な活動には①感染症等対策，②エイズ・難病対策，③精神保健対策，④母子保健対策がある。また，対物保健分野（物等に関わる）の具体的な活動として，①飲食店等の営業の許可や営業施設の監視・指導等，②食品衛生関係，理美容業やクリーニング業等の営業の許可等，③生活衛生関係，病院や診療所，医療法人等への立ち入り検査，④医療監視等関係の業務を行っている。加えて，広報や普及啓発，衛生統計などの企画調整等も行っている。

　このように保健所は地域住民の健康の保持・増進に寄与する役割を担うための第一線の総合的な保健衛生行政機関として，地域住民の健康や衛生環境の保持に関わる幅広い役割を担っている。また，近年，世界的に猛威を振るい，国内においても感染の拡大が続いている新型コロナウイルス感染症に対し，帰国者・濃厚接触者の外来受診の調整，患者の入院措置や宿泊療養，積極的疫学検査を行うなど，その対策機能としての保健所の役割はきわめて重

図表 6 - 1　保健所の活動

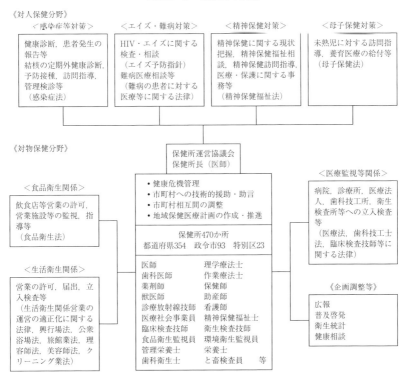

《対人保健分野》

＜感染症等対策＞

健康診断，患者発生の報告等
結核の定期外健康診断，予防接種，訪問指導，管理検診等
（感染症法）

＜エイズ・難病対策＞

HIV・エイズに関する検査・相談
（エイズ予防指針）
難病医療相談等
（難病の患者に対する医療等に関する法律）

＜精神保健対策＞

精神保健に関する現状把握，精神保健福祉相談，精神保健訪問指導，医療・保護に関する事務等
（精神保健福祉法）

＜母子保健対策＞

未熟児に対する訪問指導，養育医療の給付等
（母子保健法）

《対物保健分野》

保健所運営協議会
保健所長（医師）

＜食品衛生関係＞

飲食店等営業の許可，営業施設等の監視，指導等
（食品衛生法）

＜生活衛生関係＞

営業の許可，届出，立入検査等
（生活衛生関係営業の運営の適正化に関する法律，興行場法，公衆浴場法，旅館業法，理容師法，美容師法，クリーニング業法）

• 健康危機管理
• 市町村への技術的援助・助言
• 市町村相互間の調整
• 地域保健医療計画の作成・推進

保健所470か所
都道府県354　政令市93　特別区23

医師	理学療法士
歯科医師	作業療法士
薬剤師	保健師
獣医師	助産師
診療放射線技師	看護師
医療社会事業員	精神保健福祉士
臨床検査技師	衛生検査技師
食品衛生監視員	環境衛生監視員
管理栄養士	栄養士
歯科衛生士	と畜検査員　　等

＜医療監視等関係＞

病院，診療所，医療法人，歯科技工所，衛生検査所等への立入検査等
（医療法，歯科技工士法，臨床検査技師等に関する法律）

《企画調整等》

広報
普及啓発
衛生統計
健康相談

注：これら業務の他に，保健所においては，薬局の開設の許可等（医薬品医療機器等法），狂犬病まん延防止のための犬の拘留等（狂犬病予防法），あん摩・マッサージ業等の施術所開設届の受理等（あん摩マッサージ指圧師等に関する法律）の業務を行っている。
出典：厚生労働省編『令和 3 年版　厚生労働白書（資料編）』日経印刷，2021年，56頁。

要な位置を占めている。他方，新型コロナウイルス感染症の感染拡大に伴う政府の公衆衛生における感染症開発の奨励や製薬会社の消極的な対応，さらには保健所の再編や市町村合併に伴う業務の負荷により，多くの地域が積極的疫学検査や情報管理などの対策を十分に展開できないことが浮き彫りとなり，それらの課題を克服するための制度の見直しが急務となった。

　そこで，厚生労働省新型コロナウイルス感染症対策推進本部は，これまで

の議論や取り組みを踏まえ，2020年6月に「今後を見据えた保健所の即応体制の整備に向けた指針」を策定し，都道府県を中心に管内の保健所設置市等と連携しながら，保健所の即応体制の構築・保持に向けた取り組みが進められている。

（3）市町村保健センター

　地域保健の中心的な拠点として，従来の保健所に代わる市町村保健センターがある。市町村保健センターは，地域保健法第18条で市町村が任意で設置できる「施設」と位置づけられている。住民に対する各種対人保健サービスとして，乳幼児健康診査や妊産婦・新生児への訪問指導，予防接種，特定健康診査後の保健指導や健康づくり活動等を実施している。

　市町村のうち，自ら保健所を設置していない自治体では，身近で頻度の高い保健サービスを市町村保健センター等で実施し，その市町村を管轄する都道府県の保健所が市町村に対し，専門的，技術的な観点から支援を行うという市町村と都道府県が連携する重層構造の支援体制をとっている。

2　医療計画──地域医療の指針

（1）医療計画の策定が求められる背景

　日本の医療提供体制は国民の健康を確保し，安心して生活を送るための重要な基盤となっている。一方で，少子高齢化の進展や医療技術の進歩，国民の意識の変化など，国民の医療に対する需要は多様化，高度化しており，時代とともに医療を取り巻く環境が大きく変容する中，誰もが安心して医療を受けることができる環境の整備が求められている。このような状況から各都道府県においては地域の実情に応じ，医療提供体制の確保を図るために医療計画を策定することが義務づけられている。

　その趣旨は医療提供の量，すなわち，病床数を管理するとともに医療連携

や医療安全といった医療の質を評価すること，また，医療機能の分化・連携を推進することにより，急性期から回復期，在宅療養に至るまで地域全体で切れ目なく必要な医療が提供される地域完結型医療の推進，地域の実情に応じた数値目標を設定し，計画（Plan）→実行（Do）→評価（Check）→改善（Act），いわゆる PDCA の政策循環をねらいとするものである。

（2）医療法改正に伴う医療計画制度の変遷

　医療計画制度は1985年の第1次医療法改正により法制化されたものである。医療計画が法制化された背景には，高齢化社会の到来に伴う医療需要の増大，医学，医術の進歩等に対応し，国民に適正な医療をあまねく確保する観点から，医療機関のあり方を含めた医療制度に係る根本的な見通しの第一歩として，地域の体系だった医療供給体制の整備を促進するため，保険医療機関や病床数の整備が全国的にほぼ達成されたことに伴い，医療資源の地域偏在の解消と医療施設間相互の連携の推進を目指したものであった。

　1997年の第3次医療法改正では，日常生活圏域において必要な医療を確保し，保険医療機関の機能分化と連携を図る観点から，医療計画を一般的な入院医療（救急医療を含む）が完結する2次医療圏を単位として地域医療の体系化を図り，地域における効率的な医療提供体制を確立するための計画へと充実させるため，次の事項が規定された。

① 　地域医療支援病院[3]の整備の目標，療養型病床群[4]に係る病床の整備の目標，その他機能を考慮した医療提供施設の整備の目標に関する事項
② 　医療提供施設の整備，器械，または器具の共同利用等病院，診療所，薬局その他医療に関する施設の相互の機能の分担及び業務の連係に関する事項
③ 　休日診療，夜間診療等の救急医療の確保に関する事項
④ 　へき地の医療の確保が必要な場合にあっては当該医療の確保に関す

る事項

　⑤　医師および歯科医師ならびに薬剤師，看護師その他の医療従事者の
　　確保に関する事項

　⑥　その他医療を提供する体制の確保に関し，必要な事項

　高齢化の進展等に伴う疾病構造の変化を踏まえ，良質な医療を効率的に提
供する体制を確立するため，2000年には第4次医療法改正が行われ，入院医
療を提供する体制が整備された。本改正により医療計画における「必要病床
数」という語が「基準病床数」に改められたほか，「その他の病床」が「療
養病床」と「一般病床」に区分されたことに伴い，新たに当該病床に係る基
準病床数の算定式が定められた。

　2006年の第5次医療法改正においては，質の高い医療サービスが適切に受
けられる体制を構築するため，医療に関する情報提供の推進，医療計画制度
の見直し等を通じた医療機能の分化・連携の推進，地域や診療科による医師
不足問題への対応などが行われた。

　具体的には，厚生労働大臣が医療提供体制の確保に関する基本方針を定め，
都道府県はその基本方針に即して，かつそれぞれの地域の実情に応じて医療
計画を定めることとされた。本改正における医療計画の必要記載事項として，
これまでの基準病床数に関する事項等に加え，新たに，がん，脳卒中，急性
心筋梗塞（第7次医療計画では「心筋梗塞等の心血管疾患」という表現に改称）お
よび糖尿病の4疾病に係る治療，または予防に関する事項，救急医療，災害
時における医療，へき地の医療，周産期医療および小児医療（小児救急医療
を含む）の5事業の確保に必要な事項，さらに，これらの4疾病および5事
業に係る医療提供施設相互の医療連携体制に関する事項が定められるなど，
医療計画の見直しを通じ，患者本位の，かつ安全で質が高く，効率的な医療
提供体制の確保を図るために必要な改正が行われた。

　2012年には閣議決定された「社会保障・税一体改革大綱」に基づき急性期

をはじめとする医療機能の強化，病院・病床機能の役割分担・連携の推進，在宅医療の充実等を内容とする医療サービス提供体制の制度改革に取り組むこととされた。また，この大綱により都道府県が2012年度に策定する医療計画については，次の観点から策定することとされた。

① 医療機能の分化・連携を推進するため，医療計画の実行性を高めるよう2次医療圏の設定の考え方を明示するとともに，疾病・事業ごとのPDCAサイクルを効果的に機能させる。
② 在宅医療について達成すべき目標，医療連携体制，人材確保等を記載する。
③ 精神疾患を既存の4疾病に追加し，医療連携体制を構築する。

これにより新たに精神疾患が加えられ，5疾病とされたのであるが，その背景には職場でのうつ病，高齢化に伴う認知症患者の増加など，「精神疾患」の患者数が4疾病に挙げられる糖尿病やがんの患者数を上回ったことなどがある。

2014年に成立した「地域における医療及び介護の総合的な確保を推進するための関係法律の整備等に関する法律（医療介護総合確保推進法）」においては，「持続可能な社会保障制度の確立を図るための改革の推進に関する法律」に基づく措置として，効率的，かつ質の高い医療提供体制を構築するとともに，地域包括ケアシステムを構築することを通じ，地域における医療および介護の総合的な確保を推進するため，医療法をはじめとする関係法律について所要の整備等を行うものとされ，医療計画の一部として地域医療構想[5]が位置づけられることとなった。

（3）医療計画の具体的内容

地域医療の指針となる医療計画は変遷する社会情勢とともに医療法に基づ

き策定や見直しが行われてきた。現行の医療計画は第7次医療計画とされ，2018年度から6年ごとに調査，分析および評価を行い，必要に応じて医療計画を変更するものとしている。また，在宅医療その他必要な事項については3年ごとに調査，分析及び評価を行い，必要がある場合，医療計画を変更するものとしている。医療計画は従前は5年単位の計画であったが，2018年度からは3年単位の介護保険事業（支援）計画と周期が揃えられ，整合性が確保されることとなった。

　先述のように，日本においては，人口の急速な高齢化や社会構造の多様化，複雑化が進む中，がん，脳卒中，心筋梗塞等の心血管疾患，糖尿病及び精神疾患の5疾病については生活の質の向上を実現するため，患者数の増加の状況も踏まえつつ，これらに対応した医療提供体制の構築が求められている。

　さらには，地域医療の確保において重要な課題となる救急医療，災害時における医療，へき地の医療，周産期医療及び小児医療（小児救急医療を含む）の5事業及び居宅等における医療，すなわち在宅医療についても，これらに対応した医療提供体制の構築により患者や住民が安心して医療を受けられるようにすることが求められている。5疾病・5事業および在宅医療のそれぞれについて，地域の医療機能の適切な分化・連携を進め，切れ目ない医療が受けられる効率的で質の高い医療提供体制を地域ごとに構築するためには，医療計画における政策循環の仕組みを一層強化することが重要となる。

　現行の第七次医療計画においては，以下の事項を定めることとされている。

① 都道府県において達成すべき5疾病・5事業および在宅医療の目標に関する事項
② 5疾病・5事業および在宅医療に係る医療連携体制に関する事項
③ 医療連携体制における医療機能に関する情報提供の推進に関する事項
④ 医療従事者の確保に関する事項

⑤　医療の安全の確保に関する事項

⑥　病床の整備を図るべき区域の設定に関する事項

⑦　基準病床数に関する事項

⑧　地域医療支援病院の整備の目標，その他医療機能を考慮した医療提供施設の整備の目標に関する事項

⑨　地域医療構想に関する事項

⑩　病床の機能に関する情報の提供の推進に関する事項

⑪　その他医療提供体制の確保に関し，必要な事項

　5疾病・5事業については疾病や事業ごとに保険医療機関に求められる事項や目標，各種の医療機能を担う保険医療機関の名称を医療計画に記載し，地域医療連携体制をわかりやすく示すことで，住民や患者の地域医療機能に対する理解の深まりにつなげることが期待されている。

　基準病床数はその地域にどの程度病床を整備すべきなのかという整備目標と，それ以上の病床の増加は抑制するという性格を併せ持っている。この基準病床数は全国統一の算定式により精神病床，結核病床，感染症病床は都道府県単位，一般病床と療養病床は2次医療圏単位で設定される。この基準病床数を上回る病床過剰地域においては都道府県知事が保険医療機関を開設しないよう勧告することができるが，これには病床過剰地域から非過剰地域へ誘導することを通じて，病床の地域的偏在を是正し，全国的に一定水準以上の医療を確保するなどの目的がある。

　ただし，救急医療のための病床や治験のための病床など，さらなる整備が必要となる一定の病床については，病床過剰地域であっても整備することができる例外措置がある。

　なお，2020年1月から発生した新型コロナウイルス感染症への対応において，感染症患者の入院体制の確保等を進めるにあたり広く一般の医療提供体制に大きな影響が生じた。こうした状況を受け，同年10月から「医療計画の

見直し等に関する検討会」において，新型コロナウイルス感染症対応を踏まえた今後の医療提供体制の構築に向けた議論が重ねられ，取りまとめられた報告書では新興感染症等の感染拡大時に対応可能な保険医療機関や病床の確保等，医療提供体制に関し，必要な対策が機動的に講じられるよう基本的な事項について，あらかじめ地域の行政・医療関係者の間で議論し，必要な準備を行うことが重要であるとの観点から，医療計画の記載事項に「新興感染症等の感染拡大時における医療」を追加することが適当とされた。

3　5疾病（がん，脳卒中，心筋梗塞等の心血管疾患，糖尿病，精神疾患）

人口の急速な高齢化が進む中，がん，脳卒中，心筋梗塞等の心血管疾患，糖尿病及び精神疾患の5疾病については生活の質の向上を実現するため，これらに対応した医療体制の構築が求められている。

（1）が　　ん

がん検診等でがんの可能性が疑われる場合にはまず精密検査等が実施されることになる。それにより，がんの診断が確定した場合，さらに詳細な検査により，がんの進行度の把握や治療方針の決定が行われる。

がんはいわゆる悪性腫瘍であり，基本的にほぼすべての臓器や組織で発生しうる。がんの原因には喫煙，食生活，運動等の生活習慣，ウイルスや細菌感染など様々なものがある。がんの予防にはこれらの生活習慣の改善やがんと関連するウイルスの感染予防が重要で，バランスのとれた取り組みが求められる。また，がんの早期発見のため，胃がんでは胃エックス線検査や胃内視鏡検査，肺がんでは胸部エックス線検査及び喀痰細胞診，乳がんではマンモグラフィ検査といったがん検診が行われている。これらのがん検診においてがんの可能性が疑われた場合，さらにCT・MRI検査等の精密検査が実施され，がんの種類やがんの進行度の把握，治療方針の決定等が行われる。

　一方，がんは1981年から日本における死因の第1位であり，2020年のがんを死因とする死亡者数は37万8,385人[6]，継続的に医療を受けているがん患者数は2017年の調査結果では約178万人である[7]。さらに，今後，人口の高齢化とともにがんの罹患者数及び死亡者数は増加していくことが予想され，依然としてがんは国民の生命と健康にとって重要な課題となっていることから，対策が進められてきた。たとえばがん対策基本法に基づいてがん対策推進基本計画が策定され，がん患者の就労支援やがんに関する教育の推進が盛り込まれている。

　また，国民が日常生活圏域において高い水準のがん医療を受けることができる体制を確保するため，2001年から概ね2次医療圏に1カ所を目安に地域がん診療拠点病院の整備が進められてきた[8]。2014年にはがん医療の均てん化をめざし，地域がん診療病院，特定領域がん診療連携拠点病院が設けられるなど，がん診療の連携，協力体制等の整備が図られた。さらに，2018年には拠点病院におけるがん医療のさらなる充実を図るため，地域がん診療拠点病院は高度型，一般型，特例型（2020年以降）に類型が見直された。

　第七次医療計画では，がん医療の高度化，複雑化している背景から均てん化および集約化が必要な分野を検討し，今後のがん医療体制を整備することとして進められている。

（2）脳 卒 中

　脳卒中は脳血管の閉塞や破綻によって脳機能に障害が起きる疾患であり，脳梗塞，脳出血，くも膜下出血に大別される。ちなみに，2019年の1年間に救急車によって搬送された急病患者の約7％，約27.5万人が脳卒中を含む脳疾患である[9]。

　また，脳卒中によって継続的に医療を受けている患者数は約111.5万人と推計される。さらに，10万2,978人が脳卒中を原因として死亡し，死亡数全体の7.5％を占め，死亡順位の第4位である[10]。脳卒中は，死亡を免れたとし

ても後遺症として片麻痺，嚥下障害，言語障害，高次脳機能障害などの後遺
症が残ることがある。2019年の国民生活基礎調査では介護が必要になった主
な原因の16.1％が脳卒中であり第2位である[11]。これらの統計から脳卒中は発
症後に命が助かったとしても後遺症が残ることが多く，患者及びその家族の
日常生活に与える影響は大きいといえる。

　脳卒中の最大の危険因子は高血圧とされるが，糖尿病，脂質異常症，不整
脈，喫煙，過度の飲酒なども危険因子であり，生活習慣の改善や適切な治療
が重要になる。また，脳卒中の無症候性病変，危険因子となる画像異常等の
発見には MRI，頸動脈超音波検査などが行われている。

　脳卒中の急性期には脳梗塞，脳出血，くも膜下出血等の個々の病態に応じ
た治療が行われる。脳梗塞では治療開始までの時間が短いほどその有効性は
高いため，発症早期に適切な医療施設に迅速に受診することが求められる。
脳出血の治療は血圧や脳浮腫（脳のむくみ）の管理，凝固能（血液の固まり方）
異常時の是正を主体として，出血部位によって手術が行われることもある。
くも膜下出血の治療は動脈瘤の再破裂の予防が重要であり，再破裂の防止
を目的に開頭手術が行われることもある。急性期医療ではこのような内科的，
外科的な治療が行われるが，同時に機能回復のためのリハビリテーションも
開始される。脳卒中のリハビリテーションは病期によって分けられる。

　具体的には，まず急性期には廃用症候群や合併症予防及びセルフケアの早
期自立を目的として発症当日からベッドサイドで開始する。回復期では機能
回復や日常生活動作の向上を目的として，訓練室で集中して実施される。維
持期では回復した機能や残存した機能を活用し，生活機能の維持・向上を目
的として実施されるが，急性期から維持期まで一貫した流れで行われること
が勧められる。以上のように，第七次医療計画においては脳血管疾患による
死亡を防ぎ，要介護状態に至る患者を減少させるため，発症後の早急な急性
期診療実施体制の構築に加え，急性期から慢性期，リハビリテーションや再
発，合併症予防を含めた一貫した医療を提供する体制を構築することとされ

た。

（3）心筋梗塞等の心血管疾患

　心筋梗塞は冠動脈の閉塞等によって心筋への血流が阻害され，心筋が壊死し，心臓機能の低下が起きる疾患である。ちなみに，2019年の1年間に救急車によって搬送された急病患者の約8.1％，約31.7万人が心疾患等である。[12]また，心疾患（高血圧性のものを除く）の患者数は2017年の患者調査で約173万人となっている。さらに，2020年には20万5,596人が心疾患を原因として[13]死亡し，死亡数全体の15.0％を占め，死亡順位の第2位である。このうち，急性心筋梗塞による死亡数は心疾患死亡数全体の約14.9％，約3.1万人である。[14]なお，急性心筋梗塞の危険因子は，高血圧，脂質異常症，喫煙，糖尿病，メタボリックシンドローム，ストレスなどであり，発症の予防には生活習慣の改善や適切な治療が重要になる。

　急性心筋梗塞の救命率改善のためには発症直後の救急要請，発症現場での心肺蘇生や自動体外式除細動器（AED）による電気的除細動の実施，その後の医療機関における救命処置の迅速な実施が重要である。また，急性心筋梗塞発症当日から数週間以内に発症する可能性のある不整脈，心破裂などの合併症に対する処置も同様に重要とされる。

　一方，急性心筋梗塞を疑うような症状が出現した場合のすみやかな救急要請，病院外で心肺停止状態となった場合の心肺蘇生の実施および AED の使用が行われることにより，救命率の改善が期待されている。なお，急性心筋梗塞では問診や身体所見の診察に加えて，心電図検査，血液生化学検査，エックス線検査や心エコー検査等の画像診断等により正確な診断が可能となる。

　急性心筋梗塞の急性期においては，循環管理，呼吸管理等の全身管理や病態に応じた内科的，外科的治療が行われる。また，心臓の負荷を軽減させるために苦痛と不安の除去も行われる。同時に再発予防や在宅復帰を目指し，患者教育，運動療法，心血管疾患の危険因子の管理等を含む，心血管疾患リ

ハビリテーションが開始される。心血管疾患リハビリテーションは合併症や再発の予防，早期の在宅復帰及び社会復帰を目的に，発症した日から患者の状態に応じ，運動療法，食事療法，患者教育等を多職種（医師，看護師，薬剤師，栄養士，理学療法士等）のチームにより実施するものである。そして，在宅復帰後においても，基礎疾患や危険因子の管理に加え，増加している慢性心不全の管理など，継続した治療や長期の医療が必要となる。

第七次医療計画においては急性心筋梗塞による突然死を防ぐため，発症後，病院前救護を含め，早急に適切な治療を開始する体制の構築を進めるとともに，急性期，回復期および慢性期に関する適切な治療を含めた医療提供体制を構築することとした。

（4）糖 尿 病

糖尿病は，すい臓から分泌されるホルモンの一種であるインスリンの作用不足を主な要因とする1型糖尿病と，インスリン分泌低下等を来す遺伝因子に，運動不足，肥満などの環境因子や加齢が加わり発症する2型糖尿病に大別される。インスリン作用不足により高血糖の状態が起こると，口渇や多飲，多尿，体重減少等の症状がみられ，その持続により合併症を発症する。また，糖尿病は脳卒中，急性心筋梗塞等他疾患の危険因子となる慢性疾患であり，合併症により日常生活に支障を来たす患者は少なくない。

2020年の調査によると，「糖尿病が強く疑われる者」の割合は男性の19.7％，女性の10.8％となっている。[15]また，糖尿病を主な傷病として継続的に医療を受けている患者数は約329万人である。[16]糖尿病が疑われる場合には食事療法・運動療法，生活習慣改善に向けての患者教育等が行われ，さらに糖尿病と診断された場合には薬物療法まで含めた治療が行われる。2型糖尿病の発症に関連がある生活習慣は，食習慣や運動習慣，喫煙，飲酒習慣等であり，発症予防には，適切な食習慣，適度な身体活動や運動習慣が重要である。不規則な生活習慣等が原因で発症リスクが高まっている者については，

生活習慣の改善による発症予防が期待できる。

　また，人工透析を必要とする糖尿病腎症や失明の原因となる糖尿病網膜症などの糖尿病合併症は，生活の質を低下させるため，糖尿病患者を的確に診断し，重症化予防の観点から早期に治療を開始することが重要となる。初めて糖尿病と診断された場合でも，すでに合併症を併発していることがあるため，尿検査や眼底検査等を行うとともに，診断時から各診療科が連携を図る必要がある。

　糖尿病の治療は1型糖尿病と2型糖尿病で異なる。1型糖尿病の場合は，直ちにインスリン治療を行うことが多い。一方，2型糖尿病の場合，2〜3カ月の食事療法や運動療法を行った上で，目標の血糖コントロールが達成できない場合，薬物療法が開始される。薬物療法が開始された後でも体重の減少や生活習慣の改善により，薬剤を減量，または中止できることがあるため，医師を中心とした関係職種が連携して，食生活，運動習慣等に関する指導を継続する。

　合併症においても，血糖コントロール，高血圧の治療など内科的治療を行うことによって，発症後であっても病期の進展を阻止または遅らせることができるため，治療中断者を減らすよう，継続的な治療の必要性を指導する必要がある。また，患者には発熱や下痢，嘔吐または食欲不振などにおけるときの対応や，低血糖時の対応についても事前に十分な指導を行うことが求められる。

　このように第七次医療計画においては発症予防及び重症化予防に重点を置いた対策を推進するため，受診中断患者の減少，早期の指導および治療を重要とし，関係機関の連携強化を推進した。

（5）精神疾患

　精神疾患は，症状が多様であるとともに自覚しにくいという特徴があるため，症状が比較的軽いうちには保険医療機関を受診せず，症状が重くなり入

院治療が必要になって初めて受診するというケースが少なくない。

　精神疾患は近年，その患者数が急増しており，2017年の調査によれば「精神及び行動の障害」による入院患者が約252万人，外来患者は約261万人と推計されている。一方，2019年の自殺者数は 2 万169人で，前年に比べて671人（3.2％）減少し，統計開始以来過去最少となったものの，日本の自殺死亡率は主要国の中でも高い水準にあり，依然として厳しい状況にある。精神疾患においては「気分（感情）障害（躁うつ病を含む）」が最も多いが，発達障害，高次脳機能障害や，高齢化の進行に伴って急増しているアルツハイマー病などの認知症も含まれており，精神疾患は住民に広く関わる疾患であるといえる。このため，精神障害の有無や程度にかかわらず，誰もが安心して自分らしく暮らすことができるような地域づくりを進める必要があるといえよう。

　精神疾患は重症化してから入院すると，治療が困難になり入院が長期化してしまう事例も多いが，発症してからできるだけ早期に必要な精神科医療が提供されれば，回復し，再び地域生活や社会生活を営むことができるようになる。

　また，長期の入院が必要となっている精神障害者の地域移行を進めるにあたっては，精神科病院や地域援助事業者による努力だけでは限界があり，自治体を中心とした地域精神保健医療福祉の一体的な取り組みの推進に加え，地域住民の協力を得ながら差別や偏見のない，あらゆる人が共生できる包摂的（インクルーシブ）な社会を構築していく必要がある。このため，精神障害者が地域の一員として安心して自分らしい暮らしをすることができるよう，精神障害にも対応した地域包括ケアシステムの構築を進める必要がある。

　第 7 次医療計画においては，こうした背景から精神障害者が地域の一員として安心して自分らしい生活を送ることができるよう，地域包括ケアシステムの構築を目標とし，障害者福祉計画と整合性を図りながら基盤整備を進めていくこととした。

4　5事業（救急医療，災害時における医療，へき地の医療，周産期医療，小児医療）

（1）救急医療

　日本の2019年の救急出動件数は，消防防災ヘリコプターによる件数も含め，664万2,772件（対前年比0.5％増），搬送人員は598万258人（対前年比0.3％増）となった。このうち，救急車による救急出動件数は663万9,767件（対前年比0.5％増），搬送人員は597万8,008人（対前年比0.3％増）で救急出動件数，搬送人員ともに過去最多を更新した。[19]　このように救急医療の需要が増加傾向にある背景には日本全体が世界屈指の災害大国であるにもかかわらず，医療過疎であるほか，高齢化の進展や国民の意識の変化等が考えられる。

　また，救急搬送された高齢者（満65歳以上）についてみると，2014年に約300万人であったが，2019年には約360万人を数え，この5年間で約60万人増となっている。[20]　今後も高齢化の進展などに伴い，救急搬送件数は増大し，救急搬送に占める高齢者の割合も増加するものと見込まれる。

　一方，1966年には救急搬送全体のおよそ半数を交通事故等による外傷患者が占めていたが，2019年においては交通事故等は6.9％（約41万人）であった。これに対し，急病は65.6％（約392万人）[21]を占めるに至っており，今後も急病の対応も増加するものと見込まれる。また，急病のうち死亡が最も多いのは心疾患等（39.8％）である。[22]　それだけに，重症患者の救命救急医療体制を構築するに当たって，重症外傷等の外因性疾患への対応に加え，急性心筋梗塞等の生活習慣病に起因する急病への対応が重要である。

　このような背景にある救急医療について，第7次医療計画では円滑な受け入れ体制の整備等のため，救急医療機関，かかりつけ医，介護施設等の関係機関との連携および協議する体制を構築することとした。また，地域住民に対して「日頃からかかりつけ医を持つこと」や救急車の適正利用について理解を深めるための取り組み等について進めることとした。

（2） 災害時における医療

　災害時における医療については，災害発生時，災害の種類や規模に応じて利用可能な医療資源を可能な限り有効に使う必要があるとともに，平時から災害を念頭に置いた関係機関による連携体制をあらかじめ構築しておくことが必要不可欠である。

　災害には，地震，風水害，火山災害，雪害等の自然災害から海上災害，航空災害，鉄道災害，道路災害，大規模な事故による災害に至るまで様々な種類がある。また，同じ種類の災害であっても発生場所や発生時刻，発生時期等によって被災，被害の程度は大きく異なる。

　例えば，日本では老朽化した木造建築物の多い密集市街地，いわゆる木密が各地にあるため，地震によって大規模火災が発生したり，建物が崩壊したりするなど，これまでも多大な被害が発生してきた。近年では1995年1月の阪神・淡路大震災（兵庫県南部地震：死者6,433人），2011年3月の東日本大震災（東北地方太平洋沖地震：死者1万5,899人，行方不明者2,526人（2021年3月現在）がある。また，2016年4月，「最大震度7」の地震が熊本県を中心とした九州地方に発生し，その被害は死者273人，重傷者1,203人（2019年3月時点）に上った。このため，遠くない時期に発生することが懸念されている南海トラフ巨大地震（東海地震，東南海・南海地震），首都直下（型）地震，日本海溝・千島海溝地震はもとより，それ以外の地域でも大規模地震の発生する可能性を考慮し，すべての地域で地震に対する災害医療体制を構築する必要がある。

　また，近年は短時間強雨の年間発生回数が明瞭な増加傾向にあり，大河川の氾濫（はんらん）も相次いでいて，今後も，大雨の頻度や熱帯低気圧の強度の増加が予想されている。事故災害としては鉄道災害や道路災害，大規模な火事災害，林野災害等の大規模な事故による災害等が挙げられる。例として，1985年に発生した群馬県多野郡上野村での日航機墜落事故や2005年に発生したJR福知山線尼崎脱線転覆事故が挙げられる。

128

　災害医療体制としては，国や自治体が一部支援しつつ関係機関（救急医療機関，日本赤十字社，地域医師会，地域歯科医師会，地域薬剤師会，都道府県看護協会等）において，地域の実情に応じた体制が整備されてきた。さらに，阪神・淡路大震災を契機に下記の災害拠点病院を例にみるような整備がされており，東日本大震災を踏まえて見直しが行われた。

　1996年度以降，災害拠点病院（基幹災害拠点病院および地域災害拠点病院）の整備が図られ，2021年 4 月現在，全国で759の医療機関が指定されている。[23]災害拠点病院は，災害による重篤患者の救命医療等の高度の診療機能を有し，被災地からの患者の受け入れ，広域医療搬送に係る対応等を行う。

　なお，地震等の災害時には外傷，広範囲の熱傷等が多く発生するが，平時においてこれらの診療の多くは救命救急センターが担っていることから，原則として災害拠点病院は救命救急センター，または第 2 次救急医療機関の機能を有する必要がある。

　また，2005年度以降，災害急性期にトレーニングを受けた医療チームが災害現場へできるだけ早期に出向いて救命医療を行うことが，被災者の死の回避につながるとの認識の下，「災害派遣医療チーム（DMAT：Disaster Medical Assistance Team）」の養成が開始された。DMAT の果たす任務と役割は，災害発生後直ちに被災地に入り，「被災地内におけるトリアージや救命処置」[24]「患者を近隣，広域へ搬送する際における必要な観察，処置」等を行うことである。一度に数人から十数人程度の患者が発生する災害では必要に応じて近隣のDMAT が災害現場へ入り，トリアージ（重症患者優先治療）や救命処置等の医療支援を行っている。

　第七次医療計画では，こうした被災地域の医療ニーズ等の情報収集やDMAT（災害派遣医療チーム）等の医療チームとの連絡調整等を行う災害医療コーディネート体制の整備を進め，さらに大規模災害に備えて，災害時における近隣都道府県間の連携強化を図ることとした。また，被災した後でも早期に診療機能を回復できるよう，事業継続計画の策定について推進がなさ

れた。

（3）へき地の医療

　へき地における医療の確保については，1956年度からへき地保健医療計画を策定し，各種対策を講じてきている。そもそも，へき地とは無医地区などのへき地保健医療対策を実施することが必要とされている地域のことである。無医地区については1966年に2,920地区存在したが，その後のへき地保健医療計画の実施によりその解消が継続的に図られ，その結果，2019年10月末の無医地区は601地区となっている。交通環境の整備等により無医地区はこのように減少を続けているものの，解消には至っておらず，限界集落化していることも考慮すると引き続きへき地保健医療対策を実施することが重要である。

　へき地医療を支援するシステムとしては，へき地医療支援機構がその中心的役割を担っている。へき地医療支援機構は，へき地診療所等への代診医派遣調整等広域的なへき地医療支援事業の企画や調整等を行い，へき地医療政策の各種事業を円滑かつ効率的に実施することを目的として都道府県等に設置される。また，医療提供施設としては無医地区等における医療の提供を行う「へき地診療所」，へき地医療支援機構の指導・調整の下に巡回診療，へき地診療所等への代診医等の派遣，へき地医療従事者に対する研修，遠隔医療支援等の診療支援事業等を行い，へき地における住民の医療を確保する「へき地医療拠点病院」，無医地区等での保健指導の実施をする「へき地保健指導所」，へき地医療に関して一定の実績を有するものとして社会医療法人の認定を受け，へき地診療所やへき地医療拠点病院への医師派遣を実施する「社会医療法人」が挙げられる。

　このほか，へき地における患者の搬送体制として，離島においては「島内での船舶の確保」「ヘリコプターの着陸地点の指定」，陸上においても「夜間の搬送体制」「夜間等に対応する地域外の当番病院の指定」「移動困難時にお

ける医療チームの定期的な派遣」などが必要とされる。

　なお，へき地における医療機関の抱える時間的・距離的ハンディを克服す
るためのツールとして，情報ネットワークの整備があり，へき地医療拠点病
院において遠隔医療を実施する都道府県も増加している。

　以上のような現状を踏まえ，第七次医療計画では，へき地における医療従
事者の確保やチーム医療の充実については，へき地保健医療計画を医療計画
に一本化した上で，医療計画における医療従事者の確保等の取り組みと連動
して進めることとした。また，へき地における巡回診療等の実施に基づいて，
へき地医療拠点病院の要件を見直すことになった。

（4）周産期医療

　周産期とは妊娠22週から出生後7日未満のことをいい，周産期医療とは妊
娠，分娩に関わる母体・胎児管理と出生後の新生児管理を主に対象とする医
療のことをいう。2020年においては診療所と病院での出生がそれぞれ45.6%，
53.9%を担い，助産所での出生は0.5%となっている。また，産婦人科と産
科を合計すると，一般病院は2019年では1,300施設となっており，2009年の
1,474施設と比較するとその数が減少している。

　一方，産婦人科，産科で勤務する医師の数は2017年で約7,300人で，2014
年の約6,900人から増加傾向であり，一定程度の集約化が進んでいると考え
られる。また，1施設における新生児集中治療室の数も増加し，施設規模も
拡大傾向にある。周産期は，母体や胎児，新生児の生命に関わるリスクが
高いため，産婦人科，産科，小児科の協力，連携による総合的な医療提供が
必要である。

　このような状況の中，これまで周産期医療に係る人的，物的資源を充実し，
高度な医療を適切に供給する体制を整備するため，各都道府県において総合
周産期母子医療センター，地域周産期母子医療センター及び搬送体制等に関
する周産期医療体制の整備が進められているところである。総合周産期母子

医療センターは，相当規模の母体・胎児集中治療室及び新生児特定集中治療室を備えるなどリスクの高い妊娠に対する医療，高度な新生児医療を実施する医療施設である。また，地域周産期母子医療センターは，周産期における比較的高度な医療行為を行うことができる医療施設となっている。

第7次医療計画においては，周産期医療体制整備計画を医療計画に一本化し，基幹病院へのアクセス等の実情を考慮した医療圏域設定といった整備を進めるとともに，無産科二次医療圏の解消に向けた対策が医療計画に位置づけられた。

（5）小児医療

小児医療については，これまで未熟児養育医療，小児慢性特定疾患治療研究事業，自立支援事業（育成医療）等に対する公費負担事業や重症度に応じた救急医療体制の整備等の対策が進められ，これらの達成目標は「健やか親子21」や「子ども・子育てビジョン」にも目標値として盛り込まれているところである。さらに，2005年に関係省庁により発表された「医師確保総合対策」等において小児科医の不足が指摘されたことから都道府県に対し，「小児科・産科における医療資源の集約化・重点化の推進について」において，小児科・産科の医師偏在問題については，医療資源の集約化・重点化の推進が当面の最も有効な方策であると示された。また，小児患者数は次の通りである。

1日当たりの全国の小児（0歳から14歳までを指す）患者数は，入院で約2.8万人，外来で約64万人となっている。このうち，入院については「周産期に発生した病態」（25.5％）のほか，「呼吸器系の疾患」（15.6％），「先天奇形，変形及び染色体異常」（10.9％）が多くなっている[29]。また，小児医療に関連する業務においては育児不安や小児の成長発達上の相談，親子の心のケア，予防接種，児童虐待への対応等の保健活動が占める割合が大きい。小児救急診療については，患者の多くが軽症者であり，また，夕刻から準夜帯にかけ

て受診者が多くなることが指摘されている。

　小児医療の確保は，子どもを健やかに育てるための基礎になる。各医療圏域ごとに少なくとも1カ所以上の小児専門医療を取り扱う病院を確保することを目標とし，既存の医療機関相互の連携や各種事業を効果的に組み合わせること等によって，地域における小児医療連携の構築を進めている。また，小児救急医療の確保対策として，在宅当番医制等による初期救急医療と，広域的な対応を行うための小児救急医療拠点病院等による二次的救急医療の確保を進めている。

　第七次医療計画においては，医療機関の機能やアクセス等を考慮した圏域ごとの小児医療提供体制を検討するなど，地域に必要な小児医療診療体制を確保することとされた。さらに，「小児かかりつけ医を持つこと」や「適切な受療行動」等に関する家族等への啓発を図ること，小児医療に関する電話相談事業の普及を引き続き進めていくこと等が図られた。

5　薬剤耐性（AMR）対策

（1）薬剤耐性（AMR）とは

　薬剤耐性とは，微生物に対して薬剤が効かなくなる，または効きにくくなることである。英語で Antimicrobial Resistance といい，AMR と略される。細菌に抗菌薬（抗生物質）を使用すると，抗菌薬の効く細菌はいなくなり，薬剤耐性をもった細菌が生き残る。その後，薬剤耐性を持った細菌は体内で増殖し，人や動物，環境を通じて広がっていくが，抗菌薬の不適切な使用はこれを助長することにつながる。他方，抗菌薬は人間だけでなく，畜産業，水産業，農業など幅広い分野で用いられている。薬剤耐性菌が家畜に深刻な影響を及ぼし，また，水や土壌などの環境中にも広がりつつある。

（2）薬剤耐性対策アクションプラン策定の背景

　1980年代以降，人に対する抗微生物薬の不適切は使用等によって，保険医療機関内を中心に，抗微生物薬が効かない新たな薬剤耐性菌が増加した。その一方で，先進国における主な死因が感染症から非感染性疾患へと変化する中で，製薬開発の世界的な主流もより継続的な利益が見込める非感染性疾患に対する薬剤開発へと移行し，新たな抗微生物薬の開発は低迷していくこととなる。また，動物における薬剤耐性菌は動物分野の治療効果を減弱させるほか，薬剤耐性菌が畜産物や農産物を介して人に感染する可能性があり，その場合，抗菌薬による治療効果が十分に得られない可能性があることも指摘されている。加えて，国外では薬剤耐性のある結核やマラリアが世界的に拡大し，脅威となっている。

　このような背景を踏まえ，世界保健機関（WHO）は，2011年，世界保健デーで薬剤耐性の問題を取り上げ，国際社会に対して，ワンヘルス・アプローチに基づく世界的な取り組みを推進する必要性を訴えた。その後，2015年5月の世界保健機関（WHO）の総会では，「薬剤耐性（AMR）に関するグローバル・アクション・プラン」が採択され，加盟各国に2年以内に自国の行動計画を策定するよう求めた。また，同年6月にドイツで開催された先進7カ国首脳会議（G7）エルマウサミット，2016年のG7伊勢志摩サミットおよび神戸保健大臣会合においても，薬剤耐性が主要課題の一つとして扱われ，WHOの国際行動計画の策定を歓迎するとともに，ワンヘルス・アプローチの強化と新薬等の研究開発の必要性等について確認された。

　他方，日本ではこれまでも主要な薬剤耐性感染症を感染症法上の五類感染症に位置づけたほか，医療法，診療報酬等に院内感染対策を位置づけ，院内感染対策サーベイランス事業を実施する等の取り組みを推進してきた。2015年11月，国家行動計画である薬剤耐性対策アクションプランを取りまとめるべく，「薬剤耐性（AMR）タスクフォース」を厚生労働省に設置し，有識者ヒヤリング等による検討を重ねるとともに，薬剤耐性対策を政府一体となっ

て進めるため，同年12月，「国際的に脅威となる感染症対策関係閣僚会議」の枠組みの下に，「薬剤耐性（AMR）に関する検討調整会議」を設置した。同会議における関係省庁による議論および調整を経て，2016年4月5日，初めて「薬剤耐性（AMR）対策アクションプラン」が策定された。

（3）薬剤耐性（AMR）対策アクションプランの内容と取り組み

薬剤耐性（AMR）対策アクションプランでは，関係省庁や関係機関等がワンヘルス・アプローチの視野に立ち，協働し集中的に取り組むべき対策がまとめられている。2016年から2020年までに実施すべき事項として，WHOの「薬剤耐性に関するグローバル・アクション・プラン」で示された5つの柱を参考に，①普及啓発・教育，②動向調査・監視，③感染予防・管理，④抗微生物剤の適正使用，⑤研究開発・創薬の5つの項目に⑥国際協力を加え，計6つの分野に関する目標が設定された（図表6-2）。また，人・医療分野，動物・畜産分野において，抗微生物薬使用量の削減や薬剤耐性率の低下等の成果指標を示しており，これらの目標を達成するための具体的な施策が進められている。

とりわけ，人に関しては，2020年の人口1,000人当たりの1日の抗菌薬使用量を，2013年の水準の3分の2に減少させることを目標としている。現在，現行のアクションプランの評価，次期アクションプランの策定の検討が行われており，次期アクションプランの策定までは現行のアクションプランに基づいて薬剤耐性対策が実施されることになっている。

厚生労働省は2016年，薬剤耐性を抑制することを目的として，「抗微生物薬適正使用の手引き第一版」を作成し，自治体や関係団体への配布を行った。2019年には生後3カ月以上から学童期未満の乳幼児に関する記載などを追加し，改訂版となる「抗微生物薬適正使用の手引き第二版」を発表するとともに，AMR臨床リファレンスセンターを設置し，薬剤耐性に関する情報収集及び教育啓発に係る業務を開始した。また，2020年，日本における人，動物，

図表6-2　薬剤耐性（AMR）対策の6つの分野と目標

分　　野	目　　標
①普及啓発・教育	国民の薬剤耐性に関する知識や理解を深め，専門職等への教育・研修を推進する
②動向調査・監視	薬剤耐性および抗微生物剤の使用量を継続的に監視し，薬剤耐性の変化や拡大の予兆を的確に把握する
③感染予防・管理	適切な感染予防・管理の実践により，薬剤耐性微生物の拡大を阻止する
④抗微生物剤の適正使用	医療，畜産等の分野における抗微生物剤の適正な使用を推進する
⑤研究開発・創薬	薬剤耐性の研究や，薬剤耐性微生物に対する予防・診断・治療手段を確保するための研究開発を推進する
⑥国際協力	国際的視野で多分野と協働し，薬剤耐性対策を推進する

出典：厚生労働省国際的に脅威となる感染症対策関係閣僚会議『薬剤耐性（AMR）対策アクションプラン2016-2020』2016年，14頁。

環境各分野の微生物の薬剤耐性率や抗微生物薬の使用量等の状況等のデータを統合した「薬剤耐性ワンヘルス動向調査年次報告書」を発表し，2019年の全抗菌薬使用量が2013年と比較して10.9％減少したことを確認した。

　さらに，国際協力の一環としては，2017年11月と2019年2月にAMRワンヘルス東京会議を開催し，アジア諸国や国際機関の担当者と各国のアクションプランの進捗状況の確認や，抗菌薬適正使用の推進およびワンヘルス・サーベイランス体制の構築に関する支援のあり方について議論を行った。2020年には第3回AMRワンヘルス東京会議を開催し，2016年4月に開催されたAMRアジア保健大臣会合において，「AMRに関するアジア太平洋ワンヘルス・イニシアチブ（ASPIRE）」の創立および優先課題として挙げられた4つの項目であるサーベイランスシステムと検査機関ネットワーク，医療マネジメント，抗微生物剤のアクセスと規制，研究開発に対してワーキンググループを設置し，薬剤耐性対策を推し進めていくこととなった。

注

(1)　都道府県，市町村等の自治体が主体となり，各ライフステージにある地域住民の健康の保持および増進を目的として実施する保健，衛生，生活環境等に関する活動。

(2)　厚生労働省「設置主体別保健所数」（健康局健康課地域保健室調べ：令和3年4月1日現在）2021年。

(3)　医療は患者の身近な地域で提供されることが望ましいという観点から，2次医療圏単位で地域医療の充実を図る病院として地域医療支援病院の制度が設けられた。

(4)　病院の病床のみならず，診療所の病床のうち，一群のものであって，主として長期にわたり療養を必要とする患者を収容するためのもの。

(5)　すべての団塊世代が75歳以上になる2025年に向け，医療提供体制を整備するため，各都道府県が医療機能ごとに同年の医療需要と必要な病床数を推計し，目指すべき医療提供体制を実現するための施策を定めるもの。

(6)　厚生労働省『人口動態調査』2020年。

(7)　厚生労働省『患者調査』2017年。

(8)　医療の整備を図るため，都道府県が設定する地域的単位のこと。概ね，日常生活に密着した医療サービスが提供される市町村単位の一次医療圏，高度医療を除く一般的な医療が提供される複数市町村を束ねた二次医療圏，専門的，かつ特殊な保健医療が提供される都道府県単位の三次医療圏に分けられる。

(9)　消防庁『救急・救助の現況』2020年。

(10)　前掲(2)。

(11)　厚生労働省『国民生活基礎調査』2019年。

(12)　前掲(9)。

(13)　前掲(7)。

(14)　前掲(6)。

(15)　厚生労働省『国民健康・栄養調査報告』2020年。

(16)　前掲(7)。

(17)　同前。

(18)　厚生労働省『自殺対策白書』2020年。

(19)　前掲(9)。

(20)　同前。

(21)　同前。

⑿　同前。

⒄　厚生労働省『災害拠点病院一覧』2021年。

⒁　災害時発生現場において多数の傷病者が同時に発生した場合，傷病者の緊急
　　度や重症度に応じ，適切な処置や搬送を行うために傷病者の治療優先順位を決
　　定すること。

⒂　原則として医療機関のない地域で，当該地区の中心的な場所を起点としてお
　　おむね半径４kmの区域内に50人以上が居住している地区で，かつ容易に医療機
　　関を利用することができない地区のこと。

⒃　厚生労働省『令和元年度　無医地区調査』2020年。

⒄　65歳以上の高齢者が集落人口の50％を超え，冠婚葬祭をはじめ田役，道役な
　　どの社会的共同生活の維持が困難な状態にある集落（大野晃『限界集落と地域
　　再生』秋田魁新報社，2008年）。

⒇　厚生労働省『医療施設（静態・動態）調査』2016〜2020年。

⒇　前掲(7)。

⑽　人や動物の健康，環境の健全性は生態系の中で相互に密接につながり，強く
　　影響し合う一つのものであり，それらの健康や健全性を一体的に守るため，関
　　係者が垣根を超えて連携し，その解決に向けて取り組むという考え方。

参考文献

小原眞知子・今野広紀・竹本与志人編著『保健医療と福祉』ミネルヴァ書房，
　　2021年。

厚生労働省医政局地域医療計画課長通知「疾病・事業及び在宅医療に係る医療体
　　制について」（平成29年医政地発0731第１号）2017年。

厚生労働省編『令和３年版 厚生労働白書』日経印刷，2021年。

厚生労働省新型コロナウイルス感染症対策推進本部「今後を見据えた保健所の即
　　応体制の整備について」厚生労働省，2020年。

厚生省健康政策局長通知「医療計画について」（平成13年医政発第491-１号）2001
　　年。

厚生事務次官通知「医療法の一部改正について」（昭和60年発健政第112号）1985
　　年。

厚生事務次官通知「医療法の一部改正について」（平成９年発健政第232号）1997
　　年。

厚生労働省「医療計画の見直し等に関する検討会　資料」。

厚生労働省医政局長通知「良質な医療を提供する体制の確立を図るための医療法等の一部を改正する法律の一部の施行について」（平成19年医政発第0330010号）2007年。

厚生労働省医政局長通知「医療計画について」（平成24年医政発0300第28号）2012年。

厚生労働省医政局長通知「地域医療構想策定ガイドライン」（平成29年医政発0331第57号　別添）2017年。

厚生労働省健康局結核感染症課長通知「『抗微生物薬適正使用の手引き　第一版』の周知について」（平成29年健感発0601第2号）2017年。

厚生労働省健康局結核感染症課長通知「『抗微生物薬適正使用の手引き　第二版』の周知について」（令和元年健感発1205第1号）2019年。

厚生労働統計協会編『国民衛生の動向2020／2021』2020年。

国際的に脅威となる感染症対策関係閣僚会議『薬剤耐性（AMR）対策アクションプラン2016-2020』厚生労働省，2016年。

小山秀夫・笹岡眞弓・堀越由紀子『保健医療サービス　第3版』ミネルヴァ書房，2016年。

藤内修二ほか『保健医療福祉行政論　第5版』医学書院，2021年。

日本看護協会『平成15・16年度先駆的保健活動交流推進事業　子どもの健康づくりにおける地域・学校保健連携支援事業報告書』2005年。

日本公衆衛生協会『衛生行政大要　改訂24版』。

成清美治・竹中麻由美・大野まどか『保健医療と福祉』学文社，2020年。

── 行政は今 ──

　地域包括ケアシステムにみられるような「地域」を基盤とした支援体制の構築という方向性は，なにも高齢者介護分野に限ったものではない。「地域保健」や「地域医療構想」といった用語からもみてとれるように，保健医療の分野においても「地域」は重要なキーワードとなっている。「地域」は私たち人間にとってまさに生活を営む「場」であり，そこで支援を展開するためには「地域」を多面的・多層的なものとして捉える視点が必要である。行政は高齢者，障害者，子育て世帯など分野ごとの施策にとどまらず，保健医療対策の観点からセクショナリズムを排除し，多分野横断的な施策を展開することが求められている。

第7章	保健医療領域における専門職の 役割と連携

学びのポイント

　国家試験対策としては，保健医療領域における各専門職の役割と，院内外の連携，すなわち「チーム医療」と「地域との連携」における基本的な視点を理解する必要がある。これらの「連携」が，政策的に推進されてきており，高度な医療を効率的に提供しようとする近代的な保健医療機関のあり方として，必要不可欠なものになっている。しかし，実践に向けてはさらに次のことを押さえておく必要がある。「連携」体制の充実が求められる一方で，当事者にとって「無意味な連携」，あるいは専門職にとって「非効率な連携」が構造的につくられている。さらに，国民生活に対する公的責任が著しく後退するなかで，「責任と権限のともなわない負の連携」が展開し，かえって問題の解決を遠ざけている現実がある。「生活を保障するための連携」，その基本的な視点に立って学ぶ必要がある。

1　保健医療領域における専門職

（1）保健医療領域における各専門職の役割

　戦後の医療改革により数多くの専門職が誕生し，身分を定める法律が整備されてきた。現代の病院において保健医療体制を支えている国家資格を持つ専門職のいくつかを以下に紹介する。

1）医　　師

　医師は患者を診察し，検査結果などを総合して病気の診断をする。そして，その内容を患者に説明し，治療方針を決定し治療する。また，処方箋の交付や診断書の作成も行う。医師法第1条で「医師は，医療及び保健指導を掌ることによつて公衆衛生の向上及び増進に寄与し，もつて国民の健康な生活を

確保するもの」と，その職務について定められている。

　また，医師の資格は，「医師でなければ，医業をなしてはならない」（医師法第17条）とする<u>業務独占</u>であり，「医師でなければ，医師又はこれに紛らわしい名称を用いてはならない」（同法第18条）とする<u>名称独占</u>である。医業は医師一人で担うこともできるが，多くの他の専門職との協働体制により，今日の医療は成り立っている。

　医師免許を取得するには6年制の大学医学部において卒業試験に合格し，そのうえで医師国家試験に合格しなければならない。医師免許の取得により医療行為が認められるが，すぐに単独での臨床行為が認められることはなく，法律で義務づけられた大学病院等での2年間の初期臨床研修が必要になる。これを経て保険医登録が認められ，医療保険に基づく臨床行為が可能となる。

2）歯科医師

　歯科医師は「歯科医療及び保健指導を掌ることによつて，公衆衛生の向上及び増進に寄与し，もつて国民の健康な生活を確保するもの」（歯科医師法第1条）と定められている。

　具体的には，齲蝕治療，抜歯，歯列矯正，補綴治療，義歯作製やインプラント治療などを行う。咀嚼はもちろんのこと，摂食，嚥下などにも関わっており，QOLの維持や全身の健康状態の維持という観点からも必要性は高まっている。

　歯科医師免許を取得するには6年生の歯学部歯学科において卒業試験に合格し，そのうえで歯科医師国家試験に合格しなければならない。

3）看護師

　看護師は「傷病者若しくはじよく婦に対する療養上の世話又は診療の補助を行うことを業とする者」（保健師助産師看護師法第5条）と定められている。看護師国家試験に合格し，厚生労働大臣の免許を受ける必要がある。

　「<u>療養上の世話</u>」とは病気や障害を抱える人たちの療養生活を支え，これらの人たちが安全，かつ安楽に過ごせるよう身体的，精神的，社会的に支え

ることである。心身の状況に応じた食事介助，排泄介助，身体の清拭，生活指導などがこれに当たる。「療養上の世話」は看護師独自の判断で行うことができる看護の本質的な業務である。

「診療の補助」とは，医師，または歯科医師の指示に基づいて医療行為の一部を補助的に行うことである。採血，点滴，血圧や体温の測定，患者の処置や経過観察の結果の医師への報告等がこれに当たる。看護師がすべての医療行為を担えるわけではなく，医師の指示があれば行える相対的医療行為と，医師の指示があっても看護師が行ってはならない絶対的医療行為がある。また，「診療の補助」業務は医師の補助ではなく，本来は診療を受ける患者をサポートするものであり，診療が円滑に行われ，健康の回復を促進することを目標としている。

地域ケアが推進される中で看護業務の必要性は，医療機関にとどまらず，地域における在宅生活を支える部門においても拡大し続けている。看護師は患者やその家族にとって最も身近な存在であることが多く，そのためにコーディネーター機能も求められる。

4）保健師

保健師は，「保健師の名称を用いて，保健指導に従事することを業とする者」（保健師助産師看護師法第 2 条）と定められている。

具体的には，健康診査や家庭訪問等による健康教育・保健指導，疾病の予防や健康増進など公衆衛生活動を行う。保健師免許を取得するには看護師国家試験に合格したのちに所定の保健師養成課程（1 年以上）を修了し，保健師国家試験に合格する必要がある。

保健師が所属するのは行政保健師として自治体の保健所や市町村の保健センター，あるいは産業保健師として企業，養護教諭として学校，医療機関，福祉施設などである。介護予防が政策課題となる中で，あるいは児童・高齢者虐待が深刻化する中でその活動が期待されている。

5）助産師

　助産師は「助産又は妊婦，じょく婦若しくは新生児の保健指導を行うことを業とする女子」（保健師助産師看護師法第3条）と定められている。助産師は分娩を取り扱う看護職であるが，これにとどまらず，女性の健康，性と生殖（妊娠・出産）に関すること，育児や家族支援などを行う。医療職系国家資格の中で唯一女子に限定された職業である。病院や診療所の産婦人科に所属するほか，医療法の定めにより助産所を開設することも認められている。

　助産師免許を取得するには助産師養成課程を持つ大学院，大学，大学専攻科，指定養成学校（専門学校）等，1年以上の教育を受けて国家試験に合格する必要がある。助産師免許の登録は看護師免許を取得しているか，看護師免許登録と同時でなければできない。看護師免許と助産師免許，2つの国家資格を持って業務を行うことになる。

6）理学療法士

　理学療法とは「身体に障害のある者に対し，主としてその基本的動作能力の回復を図るため，治療体操その他の運動を行なわせ，及び電気刺激，マッサージ，温熱その他の物理的手段を加えること」であり，理学療法士とはこれを医師の指示の下で行なうことを業とする者をいう（理学療法士及び作業療法士法第2条）。

　具体的には，①筋力増強運動や関節可動域運動などを中心とした運動療法，②熱，水，電気など物理的エネルギーを応用し，疼痛の緩和や循環の改善などを行う物理療法，③残存機能を積極的に活用し，代償運動を用いることによって基本的動作および日常生活動作の能力向上を目的としたトレーニング，④補装具や自助具など福祉用具の選定や調整，⑤自宅退院を予定した患者に対する住宅改修・環境調整などこれらの理学療法を行うが，医療機関にとどまらず，介護老人保健施設や訪問看護ステーションなど，地域ケアが推進されるなかで活動する範囲は広がっている。

7）作業療法士

　作業療法とは「身体又は精神に障害のある者に対し，主としてその応用的動作能力又は社会的適応能力の回復を図るため，手芸，工作その他の作業を行なわせること」であり，作業療法士とはこれを医師の指示の下で行なうことを業とする者をいう（理学療法士及び作業療法士法第2条）。

　具体的には，①基本的能力（日常生活活動など），②応用的能力（家事動作といった日常生活関連動作など），③社会的適応能力（仕事，趣味活動，社会参加など），これらの作業療法を行う。

8）言語聴覚士

　言語聴覚士とは「音声機能，言語機能又は聴覚に障害のある者についてその機能の維持向上を図るため，言語訓練その他の訓練，これに必要な検査及び助言，指導その他の援助を行うことを業とする者」（言語聴覚士法第2条）と定められている。

　具体的には，失語症や構音障害など音声・言語障害，聴覚障害によるコミュニケーション障害，摂食・嚥下機能の障害を持つ人たちに対する治療や訓練を行う。

9）薬 剤 師

　薬剤師とは「調剤，医薬品の供給その他薬事衛生をつかさどることによつて，公衆衛生の向上及び増進に寄与し，もつて国民の健康な生活を確保するもの」（薬剤師法第1条）と定められている。薬剤の調剤・調整，服薬指導，薬歴管理，医療機関内の医薬品管理などを行う。また，医師の処方箋に基づき薬剤の調剤を行い，患者に対して薬剤名・効能・副作用などの情報を説明し，飲み方などの指導・助言を行う。

10）管理栄養士

　管理栄養士とは「傷病者に対する療養のため必要な栄養の指導，個人の身体の状況，栄養状態等に応じた高度の専門的知識及び技術を要する健康の保持増進のための栄養の指導並びに特定多数人に対して継続的に食事を供給す

る施設における利用者の身体の状況，栄養状態，利用の状況等に応じた特別の配慮を必要とする給食管理及びこれらの施設に対する栄養改善上必要な指導等を行うことを業とする者」（栄養士法第1条）と定められている。この管理栄養士免許を取得するにはまずは栄養士の免許を取得し，管理栄養士国家試験に合格する必要がある。

（2）保健医療の現場におけるソーシャルワーカーの役割

　医療ソーシャルワーカーは保健医療の現場にあって医療職ではない。社会福祉学を基礎とする専門職である。その多くは，社会福祉士・精神保健福祉士いずれかの国家資格を有する。保健医療の現場はなぜ，社会福祉を必要としてきたのか。傷病を抱える人たちは，なぜ社会福祉を必要とするのか。このような視点から保健医療の現場におけるソーシャルワーカーの役割を理解する必要がある。

1）なぜ，医療には社会福祉が必要なのか

　たとえば，保険医療機関での継続的な治療を要する糖尿病患者が経済的に困窮するようなことがあればどうなるだろうか。医療費の支払いができず，治療を中断することもあるだろう。もちろん，そのような状況下で，バランスのよい食事も適度の運動も期待できるはずがない。ストレスも間違いなく高まるだろう。社会福祉による介入がなければ医療提供体制の存否にかかわらず，健康状態は悪化の一途を辿ることになる。「患者の治療と健康の維持・増進」という医療の目的を達成するには「生活を保障する」社会福祉が必要になる。

　また，糖尿病治療の中断は網膜症，神経障害，腎症などの合併症を引き起こし，さらに日常生活および社会生活に困難をもたらす。あるいは就労を妨げる。傷病は生活上の問題をもたらすため，医療機関はそのような生活問題を発見し，福祉的な支援につなぐ機能を担うことになる。

　経済的な側面だけをみても疾病は人々の暮らしに「二重の打撃」を与える。

医療費の負担が生じる。さらに就労を妨げる。つまり，支出が増え，収入は減る。あるいは，収入が途絶えて生活が破綻するかもしれない。このような疾病と貧困の悪循環を断つ。そのために医療には社会福祉が必要になる。

　これを病院経営の視座からみても必要性は明らかである。患者の生活問題は「社会的入院」を生み，未収金を発生させる。患者の生活を保障する社会福祉の機能が病院経営においても求められているといえる。

　ともあれ，全人的医療が求められる今日にあって，医療の現場で社会福祉を担う医療ソーシャルワーカーの必要性はますます高まっているといえる。

２）いのちと暮らしを一体的に捉えるライフの視点

　三塚武男は生活問題の社会科学的な調査研究において，「ライフの視点」から問題を構造的・法則的なものとしてトータルに捉えることの必要性を論じている。「人間のくらしは，まわりの人たちと力を合わせてかけがえのない生命をまもる営み」であり，人間の暮らしといのちは一体のものである。[1]

　医療職と福祉職のいずれもが患者とその家族の「ライフ＝生命・生活・人生」を射程に支援を展開する。異なるのは医療職が「生命（健康）」に軸足があるのに対して，福祉職は「生活」に軸足がある。医療ソーシャルワーカーは，患者とその家族の「生活」に責任を負いつつ「ライフ＝生命・生活・人生」を包括的にとらえて支援することになる。

３）医療ソーシャルワーカーが援助するのは誰か

　医療ソーシャルワーカーの業務は特に1990年代以降において退院援助に傾斜してきた。政策的に医療機関が機能分化し地域ケアが推進されていくなかで，その必然性があったといえる。今日では，多くの医療ソーシャルワーカーが，退院援助を中心的な業務と認識している。それでは退院援助を必要とする人たちは，どのような人たちなのか。

　退院援助の対象者の多くが介護問題を抱えているが，それだけではない。図表７-１は退院援助の対象者における所得階層の特徴を示している。愛知県内地方都市の中核病院において一定の期間に入院した患者1,136人の所得

図表7-1　退院援助対象者の所得階層の特徴（2013年調査）

医療費区分	年齢層	全入院患者数	退院援助対象者数	全入院患者数に占める割合
上位所得世帯	全体	80	7	9％
	65歳未満	24	1	
	65歳以上	56	6	
一般世帯	全体	642	71	11％
	65歳未満	184	11	
	65歳以上	458	60	
市民税非課税世帯	全体	69	11	16％
	65歳未満	26	3	
	65歳以上	43	8	
生活保護受給世帯	全体	33	13	39％
	65歳未満	14	6	
	65歳以上	19	7	
短期入院	全体	312	8	3％
	65歳未満	262	7	
	65歳以上	50	1	
合　計		1,136	110	10％

出典：村上武敏『医療福祉論──退院援助をめぐる社会科学的な探究』明石書店，2020年，111頁。

　階層と，その中で退院援助が必要になった110人の所得階層を明らかにしている。全入院患者の10％が退院援助の対象者であるが，「生活保護受給世帯」でみると39％，「市民税非課税世帯」でみると16％が，入院患者の中からその必要性が見出され，退院援助の対象者として医療ソーシャルワーカーが関与している。[(2)]

　図表7-2は全入院患者の世帯と退院援助対象者の世帯の家族構成である。単身世帯は，全入院患者1,136世帯のうち122世帯で12％であるが，退院援助対象者では110世帯のうち，30世帯27％である。単身世帯では全入院患者の25％，4世帯に1世帯が退院援助を必要としていることになる。退院援助の対象者の多くが低所得階層であり，さらに単身世帯が多い。しかも，それは

図表 7 - 2　　全入院患者世帯と退院援助対象者世帯の家族構成の比較（2013年調査）

世帯の家族構成	全入院患者		左のうち退院援助対象者		
	世帯数	小計に対する%	世帯数	小計に対する%	全入院患者世帯に対する%
単　身	122	12	30	27	25
夫婦のみ	287	27	24	22	8
単身＋子	68	6	17	15	25
単身＋子夫婦	49	5	14	13	29
夫婦＋子	260	25	11	10	4
夫婦＋子夫婦	83	8	7	6	8
単身＋父母	155	15	4	4	3
その他	32	3	3	3	9
小　計	1,056	100	110	100	10
不　明	80				
合　計	1,136		110		

出典：図表 7 - 1 と同じ，107頁。

社会的に孤立した者を多数含んでいる[3]。

　図表 7 - 3 は，時期を隔てた 2 回の退院援助対象者の調査で，単身入院患者の家族関係と経済的状況を一覧にして示したものである。いずれの調査においても偶然，退院援助の対象者は110人であり，そのうちの単身世帯の入院患者はそれぞれ30人，退院援助対象者の27％であった。 2 回の調査では経済的状況に関わる調査指標が異なるため，「2008年調査」では生活保護世帯について，「2013年調査」では生活保護世帯と市民税非課税世帯について明らかにしている（図表 7 - 3 ）。「世帯の所得階層」の項の網掛けされた箇所がそれに当たる。同じく，入院するような事態になっても，入院中に家族の面会のない社会的に孤立した状態にあると思われるものは「家族の面会」の項において網掛けされている[4]。

　これについて，社会的孤立と低所得貧困問題を抱える者を量的に示したのが図表 7 - 4 である。退院援助の対象者220人のうち単身世帯は60人である。

〈2008年調査〉

性別	年齢	家族関係		世帯の所得階層（生活保護受給有無）
		家族の面会	家族の状況	
男性	65歳未満		離婚，子と音信不通，両親あり	生活保護
		なし	身寄りなし	
		なし	未婚，兄弟と疎遠	
		なし	離婚，子と音信不通	生活保護
			離婚，子と音信不通　兄弟は市外在住	生活保護
		なし	離婚，子と音信不通	
		なし	離婚，子と音信不通　兄弟と疎遠	生活保護
		なし	未婚，兄弟と音信不通	生活保護
		なし	離婚，子と音信不通	生活保護
			妻と別居，子は市外在住	
		なし	未婚，兄弟と絶縁	生活保護
		なし	離婚，子と音信不通	生活保護
	65歳以上	なし	離婚，子と音信不通	生活保護
		なし	離婚，子と音信不通　兄弟と疎遠	
		なし	未婚，身寄りなし	
		なし	妻は施設入所，子と疎遠	
女性	65歳未満		未婚，兄弟あり	
	65歳以上		未婚，兄弟は市外在住	
			夫と死別，子は市外在住	
			夫と死別，子は市外在住	
			夫と死別，子なし，兄弟あり	
		なし	夫と死別，子なし，身寄りなし	
			夫と死別，兄弟あり	
			夫と死別，子あり	
			夫と死別，子なし，兄弟あり	
			夫と死別，子なし，兄弟は他県在住	
			離婚，子なし，兄弟は市外在住	
			離婚，子なし，兄弟は市外在住	
			夫と死別，子あり	
		なし	離婚，子なし，身寄りなし	

出典：図表 7 - 1 と同じ，115頁。

入院患者の家族関係と経済的状況

〈2013年調査〉

性別	年齢	家族関係			世帯の所得階層
		家族の面会	保証人の有無	家族の状況	
男性	65歳未満	なし	なし		生活保護
		なし	なし	離婚, 子と音信不通	生活保護
			母	離婚, 子と音信不通	生活保護
			兄	兄と10年ぶりに再会	市民税非課税
		なし	なし	離婚, 子と音信不通	短期入院
			長女	離婚	一般
			兄	未婚	市民税非課税
		なし	なし	身元不明	生活保護
	65歳以上	なし	なし	離婚, 子と音信不通	市民税非課税
		なし	友人	離婚, 子と音信不通	生活保護
		なし	なし		市民税非課税
			長男	離婚, 子は他県在住	一般
		なし	なし	離婚, 子と音信不通	生活保護
		なし	施設管理者	未婚	生活保護
		なし	なし	離婚,子なし,兄弟と絶縁	生活保護
		なし	なし	離婚, 子と音信不通	一般
			妹		一般
			長男	離婚	生活保護
			長男	子あり	一般
			長女	妻と死別	一般
女性	65歳以上		長女	夫と死別, 子あり	生活保護
			弟		一般
			長男		一般
			妹	夫と死別, 子なし	一般
			次女	夫と死別	一般
			長男	夫と死別	上位所得
			子の妻	夫と死別, 子と死別	一般
			長女	夫と死別	市民税非課税
			子の妻		一般
		なし	なし	夫と死別,子なし,身寄りなし	生活保護

図表7-4　退院援助対象者における単身世帯の社会的孤立と貧困
（2008年調査・2013年調査）

		経済的状況（医療費区分）		計
		2008生活保護受給世帯 2013生活保護受給世帯 ・非課税世帯	左以外の世帯	
社会的孤立状況 （家族による面会）	面会なし	17（28％）	10（17％）	27（45％）
	面会あり	8　（13％）	25（42％）	33（55％）
計		25（42％）	35（58％）	60（100％）

出典：図表7-1と同じ，124頁。

　その中で，社会的に孤立しているのは27人，45％。低所得貧困問題を抱えているといえる状況にあるのは25人，42％である。そして，社会的孤立と低所得貧困これらの問題を併せ持つ者が60人のうち17人，28％である。このような重層的な問題を抱えている人たちが3割近くに及んでいる。これは退院援助対象者全体の8％にあたる。このような階層が抱える生活問題こそが，医療ソーシャルワーカーによる援助の対象の中核をなすことは改めて言うまでもない。⁽⁵⁾

　低所得貧困問題を基底とする重層的な生活問題，この解決を第一義的な責任とする階層的な取り組みが医療ソーシャルワーカーには求められているといえる。

4）担うべきは「疾病に伴う生活問題」の解決か

　医療ソーシャルワーカーの仕事は「疾病に伴う生活問題」の解決である。そのような理解が一般的である。しかし，生活実態をみると必ずしもそうではない。

　先に取り上げた退院援助対象者の調査において，患者本人，または配偶者があれば夫婦の収入が実質的生活保護基準未満（ここでは生活保護基準の1.4倍未満）であり，経済的な問題を抱えていると思われるものが39人ある。これらをみると，確かに傷病の発生が低所得貧困問題を生じさせる契機となった可

能性の高い事例が確認できる。ただ，その一方で，今回の入院にとどまらず病歴をさかのぼってみても，傷病にかかわらず，もともと低所得貧困問題を抱えていたと思われる事例，あるいは傷病が発生する前から低所得貧困問題が発生する素地が形成されていたと思われる事例が多数存在し，むしろ前者に比して多いのが実態である。39人のうち26人，72％がこれにあたる。

　ある事例では心臓疾患を発症する前から建設現場を転々とし，しかも社員寮での不安定な生活が続いていた。また，ある事例では，肺疾患を患う前から，経営する会社の倒産などを経て建設会社で働くことになったが，勤務先の倉庫内で寝起きするような不安定な生活が長く続いていた。

　このような貧困問題を抱える中で疾病を抱え，医療を必要とするようになる。ここでは医療ソーシャルワーカーによる実践の対象は，「疾病に伴う生活問題」ではなく，「労働問題に伴う生活問題」である。そこに疾病が加わったに過ぎない。医療ソーシャルワーカーが担うのは，資本主義社会の社会階層構造により必然的にもたらされる生活問題とその解決である[6]。そのような認識とともに社会がもたらした問題を社会的に解決しようとする姿勢が医療ソーシャルワーカーには求められている。

2　保健医療領域における連携

（1）近代的な医療が求める「チーム医療」

　「チーム医療」は必要か，必要ではないか。または「連携」のメリット・デメリットは何か。そのような抽象的な議論は今日においてあまり生産的ではない。近代的な医療においては「チーム医療」あるいは「連携」がよきにつけ，悪しきにつけ不可欠であり，どのように展開するかということが課題である。

1）日本における「チーム医療」の歴史

　江戸時代以前の日本には医師に関する資格制度はなく，医師の技術水準に

は相当のばらつきがあった。医学の知識もないままに，見よう見真似で医業を行う無学医もみられた。明治政府は治安維持や社会不安の除去，労働力や兵力保持といった観点から医療政策を展開し，西洋医学の導入による医療の近代化を図った。幕府軍との抗争による傷病者の治療を受け持つ病院を建設するとともに，医学教育と医師制度の整備など医師の養成を行った。

　しかし，一方で，日本の開業医制度は医師や医業の社会的存在，あるいは医師人口，いずれにおいてもすでに江戸時代に十全の発達を遂げていた。13世紀の中期以降，徐々に形をなしてきた開業医制度のもと民間の医師が，その医業を定着させていた。それは医師が自宅で開業するという形態である。「日本では，明治初期に，官公立病院の建設が進められたが，財政事情や医療政策の転換で衰退し，代わって自由開業医制のもとで民間病院が多数を占めるようになった」。「患者の診察・治療は医師が行い，調剤は薬剤師が行うという分業の考え方は明治以前の日本には存在しなかった」こともあり，「開業医の家の延長上に設けられた小さな病院で家族が泊まり込みで看護する」といった前近代的な日本の病院のあり方が維持されてきた。それが否定されたのは戦後のことであり，それまではほとんど医師のみが医療の提供を行ってきた。

　戦後，占領軍のPHW（Public Health and Welfare Section：公衆衛生福祉局）によって日本の医療供給体制の抜本的改革を図るべく，日本医師会や厚生省（当時）関係者などとの協議が重ねられ，1948年に医療法が制定され，病院と診療所のあり方が明確に区別され，医療が開業医の家ではなく，病院で行われるようになった。病床の多い大規模な病院では各医療従事者の専門分野を活かしつつ，調和協力することが意図されていた。ある意味で，近代的な病院は分業体制における「チーム医療」を含意して整備されてきたといえる。

　その後，1960年代以降，医療に従事する者たちの人間関係のあり方に関心が向くようになってきた。医療職や厚生省職員などにより，「チーム」「チームワーク」「チームアプローチ」などという言葉が使用されている。そして，

細田によると，「チーム医療」という言葉が初めて使われるようになったの
は，文献で確認できる限り1970年代になってからであるという。[(14)]

　やがて，1980年代には「チーム医療」の理解が広く定着している。医療
ソーシャルワーカーにおいても，この時期においてそれが実践課題として広
く認識されるようになり，「チーム医療」「ネットワーク」ともに高い関心が
示されている。[(15)]そして，今日において「チーム医療」は単なる目標ではなく，
分業化された病院において適正な医療を提供するための条件であり，近代的
な医療のあり方そのものといっても過言ではない。

2）「チーム医療」の概念

　「チーム医療」の概念に定説はない。ある人は一人の患者に複数の専門職
が関与することと理解し，また，ある人は関与する専門職が対等な関係の中
で展開する支援のことを意味する。いうまでもなく，保健医療の現場では
「チーム医療」という言葉がすでに定着し，その必要性について異論を唱え
る者は少ないが，今なお理解に幅のある概念であるといえる。

　野中によると，1975年にアメリカのリハビリテーション学会が「チーム医
療」について定義している。「共通する価値観をもち，共通の目的に向けて
働く，2人もしくはそれ以上の，職種を異にする保健の専門家による集団」
としている。[(16)]　また，厚生労働省におけるチーム医療の推進に関する検討会
報告書（2010）「チーム医療の推進について」において，「チーム医療」の定
義が示されている。「医療に従事する多種多様な医療スタッフが，各々の高
い専門性を前提に，目的と情報を共有し，業務を分担しつつも互いに連携・
補完し合い，患者の状況に的確に対応した医療を提供すること」。これが
「チーム医療」についての一般的な理解であるとして，客観的に示されてい
る。

　「チーム医療」について，図表7-5のような概念図が示されることが多い。
患者とその家族を中心として，医師，看護師，理学療法士・作業療法士・言
語聴覚士などリハビリテーション専門職，薬剤師，栄養士，医療ソーシャル

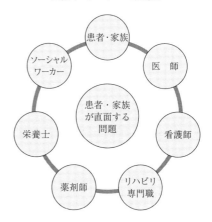

図表7-5　チーム医療A　　　　　　　図表7-6　チーム医療B

医　師　看護師　ソーシャルワーカー　患者・家族　リハビリ専門職　栄養士　薬剤師

患者・家族　ソーシャルワーカー　医　師　栄養士　患者・家族が直面する問題　看護師　薬剤師　リハビリ専門職

出典：筆者作成。　　　　　　　　　　　　　　出典：筆者作成。

ワーカーなどが連携して取り組む。患者とその家族を支援する。

　しかし，図表7-6のように示される場合もある。専門職の輪の中心にあるのは，患者とその家族ではなく，患者とその家族が直面する問題そのものである。つまり，人ではなく，解決すべき問題や課題を中心にしている。患者とその家族も専門職と同じく，問題を解決する主体に位置づいている。特に，医療ソーシャルワーカーは，当事者やその家族の生活を理解しようとする中で共同関係を形成し，解決すべき課題を相互に確認しつつ，一緒に解決に向かう姿勢が必要になる。そうでなければ解決しない問題があるからである。援助の過程の中で，当事者との共同関係を築きつつ，チーム医療AからBに移行するような意識が必要になる。

3）「チーム医療」の展開

　「チーム医療」では情報と目標が共有化される必要がある。その統一された目標に向けて専門職それぞれが担うべき役割を遂行する。

　たとえば，70代後半の女性の退院に向けてチームが形成される。人工透析を導入する目的で入院したが，入院中にADLの著しい低下がみられた。リ

ハビリテーションを継続してきたが，ADL は期待したような改善がみられなかった。心臓疾患などから回復には限界があった。

　医師は引き続き，安定した維持透析と全身状態の改善を目指す。理学療法士は家庭環境を念頭に居室内での移動能力の確保を目指す。看護師は高齢の介護者の負担を慮り，排泄介助の軽減を目指す。栄養士は患者の病識，さらに介護者の年齢と性別を考慮しつつ栄養指導の内容を調整する。ソーシャルワーカーは，退院後の維持透析のための通院先と送迎車を確保するとともに，介護サービスについてケアマネジャーとの調整を図る。さらに経済的な問題が介護サービスの利用を妨げるため，その問題の緩和を図る。専門職それぞれがチームとしての目標に向けて自らの役割を遂行する。これが専門職連携であり，「チーム医療」である。

　これを実現するためには，それぞれの専門職が有する情報が常に共有化されていなければならない。情報を共有する方法は，電子カルテ，カンファレンス，申し送りなど様々である。いずれの方法にせよ，情報が共有化されなければ，目標を設定することはできない。専門職それぞれの役割も不明確なままである。専門職それぞれの判断により職務は遂行されることになる。それが効果的に機能するはずがない。もちろん，それは「チーム医療」とは呼べないだろう。

　逆に，情報と目標が共有化されて，それぞれの専門職が担うべき役割が確実に遂行されるならば，課題の達成に向けて大きな推進力を生むことになる。そもそも「チーム医療」という認識がなければ，患者が直面する問題も，専門職が担うべき役割も見えてはこない。近代的な医療は高度な分業体制にあり，各セクションに専門職が配置されている。ゆえに細部は明らかになるが，これらを統合しなければ全体が見えてこない構造にある。ある人には三角形に見えているものが，ある人には四角形に見えている。また，ある人にはひし形に見えている。これらを総合して初めて本質的な理解につながる（図表7-7）。

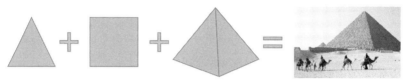

出典：筆者作成。

　そこで，医療の現場における実例を挙げる。40代の男性が体調不良で入院したのちに末期がんと診断された。妻と2人の子どもがいるが，その妻が面会に来ないことを病棟の看護師が気にしている。患者を身近で支える立場として，そのことにネガティブな感情をもつ。入院時と診断結果を伝えたとき，それ以外は来院していないのではないか。もともと不仲なのかと訝ったが，実際に2人がいる場面に同席した看護師によるとそうでもないようだ。

　メディカルクラークは，妻が求めに応じて保険証を持参したのを記憶している。妻は医療費の説明を聞いてすぐに帰っていった。ソーシャルワーカーが保険証の種類を確認すると，国民健康保険（市町村国保）であることがわかった。看護師は入院時に既往歴を確認した際，患者の職業について自営業とだけ聞き取っていた。

　市町村国保であれば社会保険のような傷病手当金は受給できず，個人的に生命保険などに加入していなければ休業中の金銭的な補償はない。収入のあてがなければ当然，妻が一人で，あるいは妻が中心となって自営業を切り盛りするか，それ以外の仕事で収入を得るほかに生活を維持する手段はないかもしれない。本人の年齢から推定すれば2人の子はまだ10代前半くらいであろう。妻は，何らかの仕事に追われているのではないか。関わる専門職全員が生活を維持するため，必死になる妻の様子を想像するようになる。そのことを確認できて初めて，それは経済的な支援につながり，さらに面会時間の制限のない緩和ケア病棟への移行を早めることになる。毎晩，深夜に妻と子は面会に訪れるようになった。その後，しばらくして男性は亡くなった。病

院の職員が誤解したままであれば，家族は面会できないまま後悔する結果になったかもしれない。「チーム医療」は一人では解けない問題を解き明かすものである。

（2）院内外の連携におけるソーシャルワーカーの実践課題

1）「事実」から出発する

多数の専門職が協働する現場においては多様な価値観や思惑が交錯するなかで，一専門職の思い通りに物事が進むばかりではない。しかし，これが一つにまとまるならば社会を動かす巨大な力になる。

戦後貧困研究の第一人者である江口英一は「事実は物理的力をもつ」「事実を明らかにすることからしか，それを変革していく道はない」と語ってきた。ソーシャルワーカーは常に生活問題の最前線にあり，誰よりも個々の患者の生活の事実をとらえられるポジションにあるといえる。虐げられている人たちの生活の「事実」を科学的に明らかにし，その「事実」を根拠として課題を追求しようとするのであればいわゆる「困難事例」はソーシャルワーカーの前から消失し，ソーシャルワーカーは「社会変革」の仕事を担いうることになる。

筆者がそのような認識を持ち，その後の実践のあり方を決定づけたのは，医療ソーシャルワーカーになって数年後のことである。

陽子（仮名）さんは50代の女性で，統合失調症のため定期的に通院していた。しかし突然，毎日のように救急車で来院するようになった。「歯が痛い」というのが主訴だ。それは身体表現性障害であり，脳内でつくられる痛みである。痛みの原因は歯にはない。それでも疼痛緩和を求め，主に午前中に救急車の要請がある。電話をするのは，多くが夫。陽子さんが，仕事中の夫に電話をし，夫が救急車を要請するのが常である。陽子さんは救急車で来院し，救命救急センターを通過し，外来の待合などで寝て過ごす。ヒステリー性の歩行障害があるためにリクライニング車椅子が用意されている。

夫は仕事を終えて夕方，毎日欠かさず迎えに来る。しかし，そこで問題が発生する。夫は一般病棟での入院治療に固執し，医師や看護師をつかまえて強硬にそれを迫る。大騒ぎする。それが毎日だった。

　医療ソーシャルワーカーが話を聞こうとして相談室に案内しても2秒と座っていない。相談室を飛び出して大騒ぎする。そのようなことが数カ月も続けば当然，消防署も病院も疲弊する。おそらく夫も疲れ果てただろう。そして，同じく疲れ果てた医療ソーシャルワーカーがこの夫と衝突することになる。しかし，ここで初めて激しいやり取りの中で会話が成立し，医療ソーシャルワーカーは，陽子さん夫妻が置かれた状況を把握することになる。

　そこでわかったのは，陽子さんに日常的な介護が必要になる中で，それでも夫は働き続けなければならない経済的な事情があり，日中は1人にせざるを得ない。しかし，疼痛緩和の訴えがあれば，夫は放置できない。救急車に頼ることになる。

　当時はまだ精神障害者の居宅生活支援事業が始まったころで，夫は行政に訪問介護の相談をしていたが，病気だから適用できないと断られている。陽子さんは，ある身体的な障害のために障害者医療証を取得しており，医療費の負担がないこともわかった。ここで医療ソーシャルワーカーは理解した。毎日のように救急車で来院するが，この夫妻にとって病院は，無料のデイサービスという位置づけになる。救急車は送迎車代わりだ。精神障害者に対する社会的施策が遅れる中で他に選択肢はない。夫は生活を維持するために救急車を呼ばざるを得ないでいる。そのことを理解した。

　ちょうどそんな折，消防署の管理職と陽子さん夫妻について電話で話をする機会があった。そこで，医療ソーシャルワーカーは会議の開催を提案した。

2）共同関係の形成

　消防署，保健所，行政，それぞれの管理職と担当者，病院からは副院長，救命救急センター長，精神科部長，医療ソーシャルワーカーが参加した。そこで医療ソーシャルワーカーが意図したのは，参加者の認識を転換させるこ

とである。参加者の誰もが市に混乱をもたらす「問題患者」だと思っている。

　しかし，陽子さん夫妻の生活を正しく理解するならば，明らかに深刻な生活問題を抱えた患者である。それは社会的な対応が要請されるべきものである。「問題患者」という認識を，生活の理解を通して社会的な対応を要する「問題を抱えた患者」という認識に転換すること。そのことで参加者全員が，生活を保障するための責任主体として，社会的な対応を検討するためのテーブルにつくこと。それが第1の目標であった。

　すると，精神科部長がソーシャルワーカーの発言を支持する発言をした。副院長も解決志向の助言を続けた。おそらく他の参加者においても，陽子さん夫妻の苦境は理解されたであろう。途中から夫にも同席してもらったが，夫は自らの意思で頭を下げて関係機関に協力を要請し，参加者を驚かせた。

　しかし，トラブルを避けたい行政と保健所いずれからも明確な協力の意思を引き出すことができないままに，一度目の会議を終えることになった。会議は徒労に帰したようにもみえた。もっとも，それ以降における消防署と病院の変化は明らかであった。夫とのトラブルが一切なくなった。夫が変わったのも一因としてある。依然として毎日のように救急車の要請があり，救命救急センターに搬送されるが，それぞれが淡々と職務を遂行するようになった。困るけれど仕方がない。そのような雰囲気が感じられた。

　しばらくして突如，行政から医療ソーシャルワーカーに電話があった。夫が病気で良くない状況にあり，明日，入院する。ついては陽子さんの心配があるため家庭訪問したい。同行してほしい。そのような依頼であった。このような行政の主体的な呼びかけ自体が異例であったといえる。

　行政職員と医療ソーシャルワーカーが訪問すると，棟続きの住宅の一つに使われなくなった狭い店舗があり，その奥に狭い一間があり，そこで2人は生活していた。小さな窓の光がわずかに届く程度で，晴天の昼間にもかかわらず，薄暗い部屋だった。訪問介護の派遣について夫の同意を得て，行政職員と医療ソーシャルワーカーは陽子さん夫妻の自宅を後にした。

翌日，夫は入院し，行政は訪問介護を開始した。当時，訪問介護の職員を派遣するのに1カ月半の準備期間を必要としていた。それが相談して翌日に介護職員が派遣された。社会福祉をつかさどる行政は生活問題の解決に向けて実に主体的だった。医療ソーシャルワーカーには，社会が変わったようにみえた。

　「事実」を捉える中で生活を正しく理解する。その理解を責任のある機関と共有化する。そのことで「困難事例」と呼ばれる閉塞状態は打開できる。社会は変わりうることを学ばされた最初の事例である。

（3）地域のネットワークづくりにおける課題

1）地域包括ケア政策の課題

　<u>医療提供体制の効率化</u>とともに<u>地域包括ケアシステム</u>の構築が，保健医療，福祉，介護において共通する課題になっている。病床の効率的な運用を求められる医療機関においても地域のネットワークづくりが課題となり，地域との「連携」が重視されている。

　しかし，医療福祉の対象者が抱える貧困や社会的孤立の現実は時に「連携」を阻んだり拒絶したりする。入院患者の施設入所やリハビリテーションを目的とした転院などにおいて身寄りがない，あるいは経済的に不安定であるといった社会的な条件を背景とし，患者にとって必要な「連携」が成立しないことがある。

　しかも，ただ「連携」すれば良いわけではない。生活を保障する条件を欠落した「連携」は家族に過剰な介護負担を負わせたり，貧困ビジネスとつながったりすることになる。それはもはや援助とは呼べないだろう。管理と援助のはざまで揺れ動く退院援助は常にその危険性をはらんでいるといえる。

　「連携」に何が求められているのか。それはすでに述べた通り，生活を保障する条件である。「連携」は打ち出の小槌ではない。生活を保障する条件を生み出す意識的な「連携」が求められる。医療ソーシャルワーカーの責任

を問うならば，何よりも患者の健康で文化的な最低限度の生活を保障することにある。そのことによって医療の目的に向けて補完的に貢献することにある。生活は生命をつなぐ営みであり，医療の目的は生活の保障なくして達成することはない。傷病を抱える人たちの生活を保障する条件を築いていくことは，医療ソーシャルワーカーの責任である。

　地域共生社会の構想では「住民の主体的な支え合い」が求められているが，貧困問題を抱え社会的に孤立する高齢者を含めた相互の支え合いはどこまで現実味があるのだろうか。さらに，「個人や世帯の抱える複合的課題などへの包括的な支援」が謳われているが，それを担うのは行政ではなく，地区社会福祉協議会や市区町村社会福祉協議会，地域包括支援センターなどが想定されている。責任も権限もあいまいな中で，複合的な生活問題を抱えざるを得ない階層の生活を保障していく展望はない。筆者はやはり社会福祉・社会保障の充実が不可欠であると考えるのである。公的責任の担保された地域づくりを追求していかなければならない。

　病床の効率的な運用を求められる病院では患者の退院後の生活を保障する地域のネットワークをどのように構築するかということが，病院経営の観点からも大きく関心を集めている。そのために多くの MSW が患者の支援体制構築の一環として地域のネットワークづくりに着手し，貢献してきた。

　しかし，地域づくりにおいて問われるのは医療福祉の対象論である。地域包括ケア政策で謳われているように「誰もが安心して暮らせる社会」を求めるならば，「誰を」援助しなければならないかを明確にする必要がある。医療福祉のネットワークづくりは社会の底辺を中核に据えた取り組みでなければならない。社会の底辺に軸足を据え，底上げをしようとすること。それを実践の中核に据えること。それが「誰もが安心して暮らせる社会」への道であり，医療福祉の社会的任務であると考えるのである。

2）医療機関を拠点とした地域づくりの実践

　筆者がかつて MSW として取り組んできたのは，例えば最低限度の生活を

生活保護制度において100％保障するための地域のネットワークづくりである。生活保護制度の捕捉率は20％程度といわれているが，病院で診察する患者，特に入院患者については捕捉率100％を目指し，1事例ずつ福祉事務所と妥協のない話し合いを続けてきた。制度の必要性について個々の患者の生活実態から明らかにするとともに，病院の医事課職員，医師や看護師など医療スタッフを巻き込みながら医療サービスの提供に責任を負う病院として，患者の生活を保障する制度の必要を示してきた。そのことが少なくとも医療を必要とする患者については，適正に保護せざるを得ないという暗黙のルールが病院の医療圏内の福祉事務所においては築かれていったと考えている。仮にホームレス状態にあれば，例外なく居宅保護へと移行することになる。

　もう一つ例を挙げると，患者の社会的な条件により入院や施設入所を拒まれることのない地域のネットワークづくりである。2000年に回復期リハビリテーション病棟が創設されて，特に脳卒中の患者については急性期医療を担う病院に必要以上にとどまることが患者の身体機能の回復において不利益になる時代となった。

　しかし，回復期リハビリテーション病棟への転院に際し，身寄りのない患者や一人暮らしの患者，あるいは経済的に不安定な患者の入院を拒まれるような事態が頻繁に生じていた。筆者は医療サービスの提供に責任を負う医療機関として，社会的条件による患者の選別を排除すべく，個別事例ごとに妥協することのない交渉を続けるとともに，他方では関係医療機関との定例の会議を組織し，病院経営という観点を踏まえた上で，社会的な条件により転入院が制限されることのない条件を模索し続けた。そのような地域における課題の共通認識づくりの結果として，社会的な条件により患者が選別されることのない地域が形成されていったものと考えている。

　このほかにも老人福祉法第11条（老人ホームへの入所等の措置）の必要性を求めて制度を最大限有効活用し，さらに運用の拡大を求め，身寄りのない患者の生活について公的責任が発揮される地域を求めてきた。

　社会保障制度の不備が責任と権限の伴わない負の連携を生み，身寄りのない患者を無権利状態のまま放置し，無届け老人ホームなどを彷徨させるような事態も生じている。自己決定に基づく自由な契約でも自立支援でもなく，権利としての社会福祉を医療の現場から再構築しようとする取り組みが必要である。

　筆者は，所属する保険医療機関の医療圏を視野に連携実務者の会議を組織し，定期的な話し合いを続けていた。参加機関は，病院，診療所，老人保健施設，特別養護老人ホーム，グループホーム，地域包括支援センター，居宅介護支援事業所，訪問看護ステーション，障害者相談支援センター，福祉事務所，保健所，保健センターなどである。参加する職種も医師，看護師，理学療法士，栄養士，医療事務職員などにも広がっていった。参加者数は200名を超えていた。その会議は，医療連携や介護との連携など，地域における「連携」について意見交換することを主な目的として設置されているが，筆者が意図したのはその地域の生活問題や医療問題をすべて明らかにし，それを関係機関，関係職種全体で共有化していくこと，すなわち，地域が抱えている様々な問題の解決に向けて，その礎となる共通認識づくりをすることがねらいであった。こうした地域における話し合いの場が地域のルールを形成していった。

　しかし，地域の関係機関と会議で話し合って解決する問題ばかりではない。地域は利害が激しく交錯する場でもある。むしろ先に述べた通り，個々の患者の生活を保障するための意識的な事例の積み上げが重要になる。あるべき社会を展望し，それに沿った個別支援を展開するということである。個々の生活保障の意識的な積み上げ，さらに地域の関係機関全体での話し合い，それらがすべて健康で文化的な最低限度の暮らしが保障されて「誰もが安心して暮らせる社会」に向かっていた。

　病院経営の効率化と退院促進の圧力を逆手にとれば，患者の生活を保障するための追い風になる。病床利用の効率化や健全な経営を目指す病院スタッ

フをも巻き込みつつ，患者の生活を保障するための取り組みを展開できる可能性を秘めているのである。医療ソーシャルワーカーには退院援助システムをめぐる戦略的な取り組みが求められている。

注

(1)　三塚武男『生活問題と地域福祉——ライフの視点から』ミネルヴァ書房，1997年，3頁。

(2)　村上武敏『医療福祉論——退院援助をめぐる社会科学的な探究』明石書店，2020年，110-112頁。

(3)　同前書，105-108頁。

(4)　同前書，114-119頁。

(5)　同前書，124-126頁。

(6)　同前書，128-133頁。

(7)　杉山章子『占領期の医療改革』勁草書房，1995年，10頁。

(8)　新村拓編『日本医療史』吉川弘文館，2006年，235頁。

(9)　布施昌一『医師の歴史——その日本的特徴』中公新書，1979年，25頁。

(10)　杉山，前掲書，87頁。

(11)　同前書，90-91頁。

(12)　細田満和子『「チーム医療」とは何か——医療とケアに生かす社会学からのアプローチ』日本看護協会出版会，2012年，13-15頁。

(13)　同前書，15-16頁。

(14)　同前書，12頁。

(15)　村上武敏「『医療と福祉』誌にみる1990年代以降の MSW の対象認識」『聖隷クリストファー大学社会福祉学部紀要』2020年，1-21頁。

(16)　野中猛・野中ケアマネジメント研究会『他職種連携の技術——地域生活支援のための理論と実践』中央法規出版，2014年，11頁。

(17)　細田，前掲書，179-181頁。

参考文献

大嶋伸雄編著『IP 保健・医療・福祉専門職の連携教育・実践』協同医書出版社，2018年。

寺崎文生・赤澤千春監修，駒澤伸泰編著『実践 多職種連携教育』中外医学社，

166

2020年。

藤井博之編著『IP 保健・医療・福祉専門職の連携教育・実践』協同医書出版社，
　2018年。

細田満和子『「チーム医療」とは何か——医療とケアに生かす社会学からのアプ
　ローチ』日本看護協会出版会，2012年。

村上武敏『医療福祉論——退院援助をめぐる社会科学的な探究』明石書店，2020
　年。

現場は今

　地域包括支援センターが介護の相談に応じ，介護保険を申請して要介護認定に
なればケアマネジャーと連携する。社会的施策が場当たり的に積み上げられてく
るなかで，このような当事者にとって「無意味な連携」，専門職にとって「非効
率な連携」が目につくようになっている。しかも，他方で公的責任が後退するな
かで，多数の専門職が関わりながら責任を負う主体が存在しないという「責任と
権限が伴わない負の連携」が展開することがある。それは無権利状態にある人々
をそこに押しとどめることになる。「官から民へ」，そのなかでの「多職種協働」
が政策的に推し進められる一方で，保健医療福祉の現場では責任の主体を明確に
した「生活を保障するための連携」が求められているといえる。

学びのポイント

　医療ソーシャルワーカー（MSW）は保健医療・福祉の領域で働くソーシャルワーカーで，その業務内容は「医療ソーシャルワーカー業務指針」に規定されている。医療ソーシャルワーカーは社会福祉士を基礎資格としており，独自の資格は法制化されていない。このため，「医療ソーシャルワーカー業務指針」は医療ソーシャルワーカーが専門職としてのアイデンティティを持って実践に取り組むことがよりどころとなる。

　また，現在，医療ソーシャルワーカーの活躍が期待されている在宅医療や終末期ケア，認知症ケア，救急医療，災害医療など様々な保健医療の領域で医療ソーシャルワーカーに求められる視点や役割，具体的な支援について確認することは実践を想定した学びに効果的である。

1　保健医療領域におけるソーシャルワーカーの役割

（1）医療ソーシャルワーカーの始まり

　医療ソーシャルワーカーの起源は，イギリスにおいて1985年にロイヤル・フリー・ホスピタル（Royal Free Hospital：王室施療病院）の外来患者部門に，患者の治療の要否の査定をするための職業であるアルマナー（almoner）が配置されたことであった。その後，アメリカにおいて，1905年マサチューセッツ総合病院（Massachusetts General Hospital）において，患者の治療にソーシャルワークの視点を取り入れる必要性から医師キャボット（CabotR.C）により，医療ソーシャルワーカーが導入された。

　一方，日本における医療ソーシャルワーカーの始まりは，1919年にイギリ

スのアルマナーについての知見を得た三井財閥による泉橋慈善病院の病人相談所の設置や，1929年に聖路加国際病院において，アメリカで実践を学んだ浅賀ふさが活動を始めたことなどであった。第二次世界大戦後は，GHQ（連合国軍最高司令官司令部）主導のもと，1947年に保健所に医療社会事業係を配置することが規定されたが，保健所において公衆衛生や社会事業に携っていた医療ソーシャルワーカーの実践は，時代の流れとともに保健所から国立療養所や民間病院をはじめとする医療機関にも徐々に広まっていった。従来は貧困者に対する医療の保障が最も必要な業務であったが，人口構造・疾病構造の変化，介護保険制度の導入による医療と福祉の再編，医療機能の分化，在宅医療の促進など大きな時代の流れの中で，医療ソーシャルワーカーの業務は多様な課題への対応や個々の医療機関の機能や特性に応じて形成されていった。また，2008年に社会福祉士による退院の支援が診療報酬で評価されたことなどを通して，医療ソーシャルワーカーに期待される役割も変化してきている。

（2）医療ソーシャルワーカー業務指針の成り立ち

このような背景において，医療ソーシャルワーカーの業務は「医療ソーシャルワーカーの業務指針」に示されている。

日本における最初の医療ソーシャルワーカーの業務指針は1958年，厚生省（現・厚生労働省）公衆衛生局長通知として示された「保健所における医療社会事業の業務指針について」であった。

この中で，医療社会事業について，医療チームの一部門として社会科学の立場から疾病の治療や患者およびその家族の経済的，精神的，社会的諸問題の解決，調整できるよう患者やその家族を援助する一連の行為と定義している。この業務指針はアメリカでの医療ソーシャルワークに準じ，当時の日本の実情に合わせて策定されたものであった。もっとも，保健所における医療ソーシャルワーカーに特化した業務内容が示されていたことから，すべての

保健医療分野における医療ソーシャルワーカーの業務において有用とはいえなかった。

　そこで，より幅広く保健医療分野におけるソーシャルワーカー全体の業務について示した業務指針が1989年3月の「医療ソーシャルワーカー業務指針（以下，業務指針）」（厚生省健康政策局通知）であった。長寿社会の到来や疾病構造の変化，医療の高度化，専門化の状況の下，保健所のほか，精神保健センターや医療機関，老人保健施設などにおいても患者や家族の抱える経済的・心理的・社会的問題の解決や調整を援助し，社会復帰の促進を図る医療ソーシャルワーカーに対する期待は大きくなっていた。

　業務について，「他の職種が対応しきれない相談業務をいわば"よろず相談的"に引き受けて行っていること[(1)]」「その範囲が必ずしも明確とはいえないきらいがあること[(2)]」などの実情を踏まえ，医療ソーシャルワーカーが専門職であることや業務の範囲などを明確化する必要性もあり，精神科ソーシャルワーカーを含むすべての保健医療領域におけるソーシャルワーカーを対象として業務指針が策定された。また，その策定にあたっては医療ソーシャルワーカーの職能団体に加え，医師会や看護協会などの関連団体も検討に加わった。この業務指針は2002年11月に改訂版（厚生労働省健康局長通知）が示され，現在もこの業務指針に則っている（資料8-1〔193-198頁〕参照）。

　改訂に至る背景として，一般行政職等として採用されていた国立病院（現・独立行政法人国立病院機構）の医療ソーシャルワーカーに福祉職俸給表を適用するにあたり，医療ソーシャルワーカーは社会福祉職であると，より明確に表す必要性があったことが挙げられる。また，医療法の改正による病床区分の見直しや介護保険制度の創設など医療を取り巻く環境の変化に伴い，患者や家族が直面する課題は多様化し，医療ソーシャルワーカーの役割をより鮮明にする必要性もあった。改訂版の業務指針はこのような指針の策定の背景や目的を示した「趣旨」，具体的な業務内容を示した「業務の範囲」，業務を行ううえでの方法や留意点について示した「業務の方法等」，業務環境

の整備について示した「その他」で構成されている。

　具体的には，まず「趣旨」では「社会福祉の立場から患者がかかえる経済的，心理的・社会的問題の解決，調整を援助し，社会復帰の促進を図る[3]」と医療ソーシャルワーカーの役割を示し，この業務指針の目的を「医療ソーシャルワーカー全体の業務の範囲，方法等について指針を定め，資質の向上を図るとともに，医療ソーシャルワーカーが社会福祉学を基にした専門性を十分発揮し，業務を適正に行うことができるよう，関係者の理解の促進に資すること[4]」としている。医療ソーシャルワーカーが「社会福祉学」を基にした保健医療領域における社会福祉専門職であることが明示されたことは特筆すべきである。

　また，医療機能の分化が進む中，医療機関の特徴により対象とする患者の年齢層，疾患が異なる場合がある。医療ソーシャルワーカーに求められる役割はこのような所属機関の特徴を反映する。このほか，地域によって暮らす人々の環境にも違いがある。このため，医療ソーシャルワーカーには所属機関の特性や地域性などの実情に応じた柔軟な対応が求められる。

　いずれにしても，すべての医療ソーシャルワーカーが社会福祉専門職として行う相談支援の基盤となり，共通認識すべき標準的業務を定めたものが業務指針であるため，医療ソーシャルワーカーが専門職としてのアイデンティティ（自己同一性・存在証明）を持って実践に取り組むよりどころとなる。

（3）医療ソーシャルワーカーの業務の範囲

　この業務指針に定められている医療ソーシャルワーカーの業務は，「療養中の心理的・社会的問題の解決，調整援助」「退院援助」「社会復帰援助」「受診・受療援助」「経済的問題の解決，調整援助」「地域活動」の計6項目で「病院等において管理者の監督の下に」行うとしている[5]。しかも，これらの業務は単独で存在しているというよりも実際は1人の患者が複数の課題を持ち，様々な支援が必要となることから医療ソーシャルワーカーが行う業務

172

も重なったり，関連したりして実施していることが少なくない。このため，医療ソーシャルワーカーは幅広い視点を持ち，柔軟に対応する力が求められる。

1）療養中の心理的・社会的問題の解決，調整援助

　疾病や事故の程度が重く，深刻な後遺症が残った場合，患者や家族は生活の変化を強いられ，その結果，心理的・社会的問題が生じる。まして患者は戸惑い，どうなっていくのか，常に不安を覚える。仕事は続けられるか，家事や介護や育児は誰が代わりにやってくれるのかといった具体的な生活に関する心配も生じる。傷病を抱える患者の身体面，心理面のみならず，生活のあらゆる側面にも影響を及ぼす。

　そこで，医療ソーシャルワーカーは患者や家族の様々な相談に応じ不安を受け止め，傾聴に十分心がけるとともに患者や家族が感情を言語化できるように促し，問題を整理する。そして，地域の社会資源の活用をしながら患者やその家族がこれらの問題を具体的に解決し，生活を再構築していくことができるよう支援することが大切である。

2）退院援助

　医療機能の分化や在院日数短縮が促進される中，退院援助は医療ソーシャルワーカーの業務において比重が大きく，重要な業務となっている。退院・退所に伴って生じる心理的，社会的問題への対応や退院・退所後の療養生活の場の選択支援，転院や在宅医療に伴う対応などを行う。このため，医療ソーシャルワーカーは適切な時期に患者が退院できるよう，早期から退院時に予測される患者のリスクを把握し，医師や看護師などと密に情報交換を行った上で必要な支援を計画的に行うことが重要である。

　また，心身や社会的な状況で何らかの支障が予測される場合，患者や家族は退院をためらうことがある。患者や家族のおかれている状況に配慮せず退院計画を進めることがないよう，不安に感じていることについて丁寧に聴き取る。そして，状況に応じた転院先の紹介や在宅療養に向け，具体的に地域

のサービスを活用できるよう，つなげていくことがカギとなる。このほか，医療依存度が高い患者に対しては，地域の医療機関などと適切に連携を図るため，退院支援を担う看護師との協働も必要である。

3）社会復帰援助

社会復帰援助は復職や復学で生じる生活課題を想定し，患者の職場や学校と調整を行って復職，復学を支援する。ちなみに，内閣府の「がん対策・たばこ対策に関する世論調査」（2019年7月調査）によると，「がんの治療や検査のために2週間に1回程度病院に通う必要がある場合，働きつづけられる環境だと思うか」という質問に対し，「そう思う・どちらかといえばそう思う」とする者の割合が37.1％，「そう思わない・どちらかといえばそう思わない」とする者の割合が57.4％となっており，治療と就労の両立の難しさがうかがえる。

この就労については生活基盤の確保だけでなく，生きがいや社会貢献の機会でもある。それだけに，適切な治療を受けながら就労を継続できる支援として，職場に対して労働条件上の配慮や同僚への理解を求めると同時に，患者本人への心理的なサポートを行うことも重要である。場合によっては新たな能力を身につけるため，職業訓練などにつなげることも必要である。また，復学支援においても学校生活全般について学校側の受け入れ体制を確認し，保護者や医療および学校関係者と綿密な打ち合わせを行っていく必要がある。このため，スクールソーシャルワーカー（SSW）などと連携をとりながら，教育の機会を保障していくことが重要である。

4）受診・受療援助

患者や家族が心理的，社会的問題を抱えていると治療の必要性を認識しても受診が困難になる場合がある。治療方針を選択する場面においても心理的，社会的問題によって決定が左右されたりする。このため，医療ソーシャルワーカーはこれらの背景にある状況を受け止め，医師や看護師など多職種との密接な連携を図りながらスムーズな受診や治療に結びつけることが大切で

ある。

　また，患者や家族が診断や治療内容に不安がある場合，その理解を助けるような支援も必要となる。さらに，患者や家族の理解の程度を把握し，必要に応じて医師に再度説明を依頼する。あるいは患者や家族の了承を受けて説明する際，同席をすることで正確な情報収集とアセスメントを行うことがポイントとなる。

　なお，近年，インターネットの普及により情報を容易に収集できるようになったが，その際も患者や家族にとって膨大な情報の信憑性の判断は難しく，時として混乱を招いたり，過度に不安を感じることにつながる。そのような場合，不安はどのような情報から形づくられているのかを明らかにし，正しい情報が得られるよう，また，現状への正しい理解ができるよう支援することが大切である。

5）経済的問題の解決，調整援助

　ところで，だれもが病気や事故，失業などのリスクを負っており，これによって貧困に陥る可能性がある。これに関し，厚生労働省「被保護者調査（月次調査：2019年度確定値）」について，同年度中に生活保護受給を開始した世帯を主な保護開始理由別でみると，「貯金等の減少・喪失」が40.2％，次いで「傷病による」が22.8％，「働きによる収入の減少・喪失」が18.8％となっており，傷病による理由が2番目に多い。また，無保険や保険料を滞納している場合，受診をためらうことが少なくない。その結果，傷病により貧困になる，貧困であるから受診を控え状態が悪化するといった悪循環につながるおそれがある。

　一方，長期にわたる医療費の支出や休職による収入の低下がある場合，医療費だけでなく，生活費の問題にもつながる。このため，医療ソーシャルワーカーは高額療養費制度や公的負担医療制度，無料低額診療事業などの医療に関わる制度だけでなく，障害年金や傷病手当金，各種貸付制度など多くの医療保険や社会福祉など関係する制度について情報収集し，患者が適切な

サービスを利用できるよう整理する必要がある。なかでも生活保護などの制度につなげるにあたっては，患者のスティグマ（恥辱・差別・偏見）など心理的な側面に配慮しながら，自尊感情や自立（律）心を損なうことがないよう配慮することも重要である。

6）地域活動

なお，医療ソーシャルワーカーは，上述した患者や家族の多様なニーズに対し，不足する保健医療・福祉サービスが住み慣れた地域で提供されるよう，地域の保健・医療・福祉のシステムづくりに参画するなど院内での支援だけでなく，地域に働きかける役割も期待されている。たとえば地域ケア会議などへの参加を通し，地域の様々な関係機関や関係職種と連携し，患者や家族を支える体制を構築することが必要である。そして，患者や家族の多様なニーズに対応するため，インフォーマルなサービスの創設やボランティアの育成，地域住民のネットワーク形成の役割を担うことも重要な支援である。

（4）医療ソーシャルワーカーの業務の方法等

保健医療と福祉の場において，患者やその家族を対象としてソーシャルワークを行う場合に採るべき方法・留意点として，「個別援助に係る業務の具体的展開」「患者の主体性の尊重」「プライバシーの保護」「他の保健医療スタッフ及び地域の関係機関との連携」「受診・受療援助と医師の指示」「問題の予測と計画的対応」「記録の作成等」の7項目が示されている。(6)

1）個別援助に係る業務の具体的展開

個別援助はソーシャルワークの援助過程に沿い，展開していく。患者やその家族への面接を重視し，感情を素直に受け止めて想いに寄り添い，信頼関係を形成することを基盤としている。そして，患者やその家族のニーズの把握に努め，課題を整理・検討し，適切なアセスメントを行う。そして，患者や家族との合意の上で援助の目標を設定し，実施していく。

2）患者の主体性の尊重

　インフォームドコンセント（医師の開示情報への同意）やセカンドオピニオン（主治医以外の専門医の意見）の保障は患者が治療上の適切な選択を行うためにきわめて重要であり，主体的に予防や治療，社会復帰に取り組むことにつながる。患者や家族が十分理解しているか確認したり，意思を表明する後押しをしたり，必要に応じて病状説明に同席したりするなど医療ソーシャルワーカーは自己決定の支援をする。もっとも，患者の自律性，主体性を尊重するため，患者の能力や状況に鑑みて，代行は必要な場合にのみ行うようにする。

3）プライバシーの保護

　保険医療機関では，患者の健康状態や治療内容，家族の病歴などに関する情報を日常的に扱うことから，個人情報の取り扱いには細心の注意を払うことが求められている。「個人情報の保護に関する法律（個人情報保護法）」や，「医療・介護関係事業者における個人情報の適切な取扱いのためのガイダンス」などにおいて，保険医療機関における個人情報保護の取り扱いについて具体的に示されている。医療ソーシャルワーカーは患者や家族の支援を行うのに多職種や他機関との情報共有が欠かせない。患者のプライバシーを保護すると同時に，慎重に個人情報を取り扱う必要がある。患者や家族の了解なしに個人情報を漏らさないこと，また，入手する情報は支援に必要な範囲にとどめることなどを常に意識しなければならない。

4）他の保健医療スタッフ及び地域の関係機関との連携

　保健医療と福祉の場において，患者に対して様々な保健医療スタッフや地域の関係機関がチームで関わっている。他の保健医療のスタッフと相互に情報や意見の交換をし，必要に応じて共同で業務を行う。また，常日頃から地域の関係機関と密な連携をとりネットワークを構築しておくことが必要である。

5）受診・受療援助と医師の指示

　受診・受療援助は医療と特に密接な関連があるため，医師の指示を受けて

行うことが必要である。援助過程においても適宜医師に報告し，指示を受ける。一方で，必要に応じて医療ソーシャルワーカーは経済的，心理的，社会的観点から医師に積極的に意見を伝える姿勢も大切である。

6）問題の予測と計画的対応

社会福祉の専門知識や技術を駆使して生活と傷病の状況から生ずる問題を予測し，予防的，計画的な対応を行う。早い段階から問題を予測し，アセスメントを適切に実施し，支援計画を作成するには様々な職種や関係機関との連携が必要である。

7）記録の作成等

医療ソーシャルワーカーが専門的援助を行うためにはその支援経過を明確にしておく必要がある。記録は医療ソーシャルワーカーの実践の根拠となり，実践の振り返りや業務分析を行う際にも有用である。また，担当した医療ソーシャルワーカーの不在時，支援の継続性を確保するためにも記録は重要である。ちなみに，プライバシーを保護する観点から記録の取り扱いは慎重に行わなければならない。しかし一方で，個人情報保護法では患者や家族から求めがあれば記録を開示することが定められている。このため，医療ソーシャルワーカーの記録も開示に応えられるよう作成しておかなければならない。

（5）その他

医療ソーシャルワーカーがその業務を適切に果たすための環境整備として，「組織上の位置づけ」「患者，家族等からの理解」「研修等」の3項目が示されている。[7]

1）組織上の位置づけ

できれば組織内に医療ソーシャルワーカーの部門を設けることが望ましい。事務部門に位置づけられる例もあるが，昨今，地域完結型医療体制や地域包括ケア体制が整えられ，院外多機関との連携が必要不可欠となるのに伴い，

医療ソーシャルワーカーの部門が地域連携を担う部門に併設・統合される傾向が高くなっている。

2）患者や家族等からの理解

　患者や家族，地域社会に対して医療ソーシャルワーカーの存在を周知し，その役割や業務内容の理解を得るよう努める必要がある。支援が必要な人に支援が漏れることがないよう院内のスタッフや関係機関などと連携し，認知度を高めていく。最近はインターネットを活用し，所属機関のホームページに医療ソーシャルワーカーの紹介文を掲載したり，メールで相談を受け付けたりするなどの工夫も行われている。

3）研 修 等

　専門職として研鑽を積むことは不可欠である。保健医療と福祉をめぐる諸制度の変化や医療技術の進歩，患者や家族の多様なニーズに対応するため，常に知識や技術の習得に努める必要がある。このため，所属機関において経験豊富な先輩からスーパービジョン（指導者からの教育・研修）を受けることに加え，外部の教育研修にも積極的に参加することは医療ソーシャルワーカーとしての資質と専門性の向上に寄与する。研修を受ける機会が保障されることも必要である。

　他の保健医療専門職に対して自らの専門領域を示し，チーム内で立ち位置を確保するために業務指針は重要である。また，医療ソーシャルワーカー自身にとっても，業務指針を見つめ見直すことで，専門職として保健医療領域に存在する意義を改めて確認し，支援の本質を理解することにもつながる。

　現在の業務指針は20年前以上前の2002年に示されたものである。患者や家族，保健医療と福祉を取り巻く状況，医療ソーシャルワーカーに求められる役割も変化してきているため，実情に即したものに業務指針も変化させるとともに，医療ソーシャルワーカーも医療・社会の変化に適応し，これからの時代を見据えて実践することが期待される（資料8‐1，193-198頁）。

2　保健医療領域における支援の実際

（1）疾病およびそのリスクがある人への理解

　人は心身の不調を感じてもすぐに医師の診察を受けるとは限らない。程度にもよるが，多くの場合，心身の不調を自覚してもこれまでの経験の判断から様々な対処を試みる。たとえば周囲に相談したり，売薬を飲むなど自己治療を試したりしながらしばらく様子をみる。そして，不調の長期化や生活への影響が顕著に生じることで受診するかどうかを判断する。

　過度の医療依存や自分が納得できる診断や治療を求めて転々と医療の場を渡り歩く人もいるが，受診にすぐに結びつかない人は仕事や学校を休めない，また，育児や家事を代わってくれる人がいない場合もある。医療費の心配や病識の欠如，病気に対する不安や恐れ，医療への不信感，羞恥心など様々な理由がある。さらに，医師から深刻な告知を受ける場面において，患者は心理的ダメージを大きく受ける。完治しないことへのショック，健康に対する喪失感や将来への漠然とした不安，不調を軽視していたことへの後悔や自責の念などを抱くこともある。このほか，経済的な心配や社会生活上の問題を抱えていると，治療を優先することで起こる問題との間で葛藤する場合もある。

　このように「医療」にアクセスするまで，そして，アクセスしてからの患者の心理的側面について概観すると，社会的な側面からも患者を捉える必要性がみえてくる。なぜなら，人は社会の中で様々な役割を持ち，多くの人びとと関わっているからである。また，個々の暮らしはそれぞれの人生観や価値観，生活信条などを反映している。このため，患者を身体的，心理的，社会的側面から全人的に理解することが重要である。医療ソーシャルワーカーは患者の社会生活上でのニーズの多様性を理解し，患者のこれまでの人生を踏まえ，今，目の前にいる患者の生活を理解することが大切である。

　しかも，それぞれの疾患の特性がもたらす症状や経過，予後，それによっ
て生じる特徴的事象に対する知識や情報は重要である。医療ソーシャルワー
カーは疾患特有の課題，それに応じた支援方法や支援制度などの知識を備え，
適宜患者に情報提供をしたり，支援に結びつけたりする必要がある。また，
従来の医療の場では患者は医師の言うことに受け身であることが多かったが，
近年のサービスの質への追求の高まりなどから患者の意識が変化し，インフ
ォームド・コンセントが重視されている。患者に十分情報は伝わっているか，
それらを患者は理解できているか，自発的に同意しているかなどの確認が重
要である。医療ソーシャルワーカーは，場合によっては患者の代弁者となっ
たり，医療者と患者の間の通訳を行ったりするなど，患者と医師の関係を円
滑に促進する役割もある。

（2）入院中・退院時の支援

　ややもすると，患者は入院中，かつて経験もしなかった数々のストレスを
受ける場合がある。たとえば，慣れ親しんだ場所などからの分離，医療機器
が周りにある独特の雰囲気，食事や運動の制限，他の入院患者のふるまいな
どの入院生活環境に関するストレスに加え，症状や検査・治療がもたらす苦
痛，後遺症の不安，経済的負担，社会や家庭内の役割の喪失の心配など，
様々なストレスを抱えている。

　また，保健医療スタッフとの人間関係において，ストレスを感じることも
少なくない。医療ソーシャルワーカーのみならず，保健医療スタッフは患者
の目線に立って患者の想いを傾聴するなど，支持的な関わりが必要である。
さらに，医療ソーシャルワーカーは，入院中の早い段階から退院後の生活を
見据え，生活上の課題がある人への支援を開始する。院内の多職種と適切に
情報共有を行い，課題によって介護支援専門員や地域包括支援センター，生
活保護ケースワーカー，民生委員，社会福祉協議会など，外部の関係機関な
どと連携をとって課題の共有を行うとともに，解決に向けて調整を進める。

前節でも述べたが，退院支援は現在のソーシャルワーカーの業務の中で大きな比重を占め，所属している保険医療機関からもその役割を期待されている。在院日数短縮化が進められている中で，可能な限り患者の望む生活の実現のため，また，退院に伴って生じる心理的，社会的問題を解決するため，入院早期から（予約入院の場合は入院前から）計画的に退院支援ができるよう，院内の連携体制づくりは必須である。

　患者の退院先は患者の心身の状況や住環境，経済状況，介護者の有無や介護力，地域の医療・介護等のサポート体制，そして，何より患者や家族の意向により決定する。しかし，患者と家族の間で退院先の意向が異なることがある。場合によっては患者を自己決定ができにくい社会的弱者としてみなし，家族の意向のみで退院先が決定することがある。このため，医療ソーシャルワーカーは患者と家族の意思決定に向けた合意形成への支援を行う。患者の意向に沿うにはどのような支援が必要になるのか模索し，患者や家族が想いを表出できるよう，院内の医療職，場合によっては地域の関係機関も含めた話し合いを繰り返し行うことが大切である。

　また，転院の場合，医療ソーシャルワーカーは患者の心身の状況，経済的状況，自宅からの距離，受け入れ先の機能などを勘案した転院先の情報を患者や家族に提供し，転院先選択や転院に関する手続きの支援をする。一方，受け入れ側も受け入れが可能かどうかを審査する。

　そこで，身元保証の問題が浮上することがある。身寄りがないなど身元保証人がない患者は転院先の制約が生じる場合がある。患者が重篤になり，判断能力が低下した際の治療方針の検討や死後対応，医療費の支払いなどに関する懸念からであるが，このような状況を危惧し，厚生労働省は2018年に「入院による加療が必要であるにもかかわらず，入院に際し，身元保証人等がいないことのみを理由に，医師が患者の入院を拒否することは，医師法第19条第1項（医師の応招義務，筆者加筆）に抵触する」（平成30年医政医発0427第2号）とした通知を出している。単身者の増加や家族関係の希薄化が進む中，

一部の自治体や NPO 法人（特定非営利活動法人）などによって身元保証の役割の一部を支援する取り組みを行っているが，社会全体の課題としての対応が急がれる。

　自宅へ退院する場合，医療や介護だけでなく，地域の様々な社会資源につなげ，患者や家族の抱える不安を軽減できるよう支援する。かかりつけ医（主治医），介護支援専門員などの医療や介護の関係者が入院中の患者の状態を把握し，退院後にスムーズに支援できるよう積極的に情報共有する。また，患者や家族が自宅での療養生活がイメージできるように支援することも，安心した療養生活への移行に必要である。

（3）在宅医療における支援

　在宅医療は通院困難な患者に対し，医師が自宅を訪問して医療を提供することである。対象とする患者は慢性疾患を有する高齢者や終末期患者が多いが，小児や若年の難病の患者や精神疾患を重複している患者も含まれる。

　しかも，自宅は患者にとって私的空間であるため，生き方や価値観を色濃く反映し，住み慣れた自宅での生活は患者や家族の QOL の向上につながる。医療ソーシャルワーカーは，患者や家族が自宅でどのような過ごし方を望んでいるか，意向を具体的かつ明確にする。場合によっては，意向が表出できるように患者や家族に働きかける。これは最期を迎える場所を見越した選択に関連する。また，患者や家族が大切にしている価値やニーズを汲みとり，他の専門職と共有する。意向は時間の経過の中で変化するため，適宜確認をすることも重要である。

　在宅療養が長期に及ぶ，あるいは患者の状態が終末期になると家族の言語・非言語の感情を受け止め，家族をエンパワメント（能力開花・権限付与）していくことも重要である。患者や家族に関わる医療・介護の関係機関と密に情報を共有し，変化を早期に察知できるようにしておく。また，住み慣れた自宅で療養生活を送るには，在宅医療の他，急変時の受け入れ先，訪問看

護や在宅福祉サービスなどが密に連携し，有機的につながっていることが必要である。在宅医療は，関わるほとんどの職種が別々の機関に所属している。このため，主体的，かつ積極的に情報共有やスムーズな連携に努めなければならない。また，自宅での生活に限界が生じてきた時は，状況を見極め，病院や施設への移行を検討することも重要である。

（4）終末期および認知症ケアにおける支援

　実は終末期という概念は幅広い。標準的な臨床的定義は存在しないが，病気が治る可能性がなく，死を避けることができない時期と捉え，終末期ケアは終末期に提供される医療や介護のことである。すべての年齢の患者を対象とするが，超高齢社会は多死亡社会でもあり，高齢者を対象とする終末期ケアの重要性は増している。そして，終末期は様々な苦痛が増えていく。

　このような中，世界保健機関（WHO）は2002年，緩和ケアについて「生命を脅かす病に関連する問題に直面している患者とその家族のQOLを痛みやその他の身体的，心理的・スピリチュアル（精神・本質・信念）な問題を早期に見出し，的確に評価を行い対応することで，苦痛を予防し和らげることを通して向上させるアプローチである[8]」と定義している。緩和ケアは診断時から行われることもあるため，終末期ケアと緩和ケアは実施される時期の認識が異なる。

　しかし，実際には緩和ケアが中心となる時期は終末期を意識せざるを得ず，終末期では緩和ケアの取り組みが重要となる。終末期ケアは保険医療機関，看取りを行っている介護施設，自宅などで提供されている。近年は緩和ケア病棟などへの入院が長期になると，その後，自宅で過ごす時間を設けることが増えている。

　終末期の患者の苦痛は病気の進行による痛みやだるさなどの身体的苦痛，不安や恐れなどの心理的・精神的苦痛，経済的な問題や社会的役割の喪失などからくる社会的苦痛，死の恐怖や罪悪感などのスピリチュアルペインがあ

り，全人的痛み（トータルペイン）として理解することが求められる。患者や
家族に寄り添い，病気の進行に伴う気持ちや考えを傾聴し受容する。人生の
最後を迎えるための手続きや看取りの場所の選択のサポートなど，医療ソー
シャルワーカーには全人的苦痛の緩和を目指す全人的ケアをサポートする役
割がある。

　また，医療ソーシャルワーカーには終末期を終結に向けた準備としてだけ
ではなく，より快適な状態に再構築していく時間として捉える視点も重要で
ある。患者の想いに耳を傾け，その想いを関係者や家族につなぎ，今後の過
ごし方についての合意形成をサポートする。そして，ニーズに応じた社会資
源などにつなぎ具体化していく。医療ソーシャルワーカーには心理的支援者，
患者・家族の代弁者，医療や介護従事者との仲介者，地域の他機関と協働す
るネットワーカーとしての役割が期待される。また，終末期ケアにおいても
患者だけでなく，家族への支援が求められる。病気が進行すると介護の負担
も増していく。患者や家族の状況を丁寧に確認し，ニーズを的確に捉え，そ
れに応じた支援を行うことで，患者，家族にとって不安の少ない療養生活を
送ることにつながる。

　終末期ケアにおいては様々な意思決定が必要となる。現在，アドバンス・
ケア・プランニング（Advance Care Planning：ACP：人生会議）の取り組みが
重要視されている。いざというときに希望する医療・ケアを受けることがで
きるようにするため，どういった医療・ケアをどこで受けたいのか，医療・
ケアを決定するにあたって自分にとって大切な価値観は何なのかを前もって
考え，信頼する人々と共有しておくことが大切である。医療・介護の関係者
が患者や家族とともに十分な話し合いを行ったり，患者の意思が確認できな
い場合には，患者にとって最善の治療方針が選択できるよう家族と話し合い
を重ねたりする。また，意思決定の変更が保証されるよう配慮することも重
要である。医療ソーシャルワーカーは患者・家族の意向が医療や介護の関係
者に伝わるよう代弁や通訳の機能を発揮する。そして，患者や家族の意向に

沿った意思決定の内容が実現できるよう ACP を繰り返し行い，柔軟に対応できるようサポートする。

　身近な人との死別を経験し，悲嘆に暮れる家族が悲しみから立ち直れるように支援するグリーフケアも家族に対するソーシャルワーカーの重要な役割の一つである。グリーフケアは患者が亡くなった後に開始されるのではなく，家族が生前から患者への向き合い方，看取り方などについて意識できるように介入し，また，患者が亡くなった後の家族の人生を見据えた関わりも含まれる。これらの関わりが死別後の悲嘆にも影響を及ぼす。また，グリーフケアにおいては，患者が亡くなった後も地域の相談機関や自助グループなどの社会資源につなげ，継続して支える体制を整えることも重要である。

　認知症の症状には程度の差はあるが，記憶障害，失語・失行・失認，見当識障害，実行機能障害といったすべての患者にみられる中核症状と，これらの中核症状が影響して引き起こされることが多い，暴力や暴言，独語，妄想，幻覚，過食，不眠といった副次的な症状である周辺症状（BSPD）がある。周辺症状には本人の性格や生活環境，心理状態が大きな影響を与える。周りの人が認知症を正しく理解し，環境を整えたりすることで症状の改善につながる。逆に，患者を叱責してしまい，かえって BPSD を悪化させてしまうことがある。

　そこで，認知症患者への接し方では自尊心を傷つけないこと，急な環境の変化を避けること，患者のペースに合わせることなどが基本となるが，認知症専門医などの専門的な見立てを参考にしながら，状況変化に柔軟に対応していくことが必要である。身近に接する家族の不安は大きく，変容する患者の様子に戸惑うことが少なくない。患者の家族もまた，支援の対象となり，医療ソーシャルワーカーは家族の気持ちを丁寧に聴き，受容する。また，BPSD が悪化しないように医療・介護の専門職とともに対応方法を考え，レスパイトケアの検討や家族が集う場である家族会，認知症カフェなどのインフォーマルサービスも含めた様々な社会資源を紹介することも重要である。

　認知症ケアにおいて，「症状」ではなく，認知症の「人」を理解して関わるパーソン・センタード・ケアという考え方が注目されている。認知症患者として一律に捉えるのではなく，これまでの人生や人間関係，その人がどのような人なのかといったことを大切にする。そして，一人の「人」として尊重し，その人の視点に立って考え，ケアを行うというものである。また，社会全体との取り組みとして，2019年に認知症施策推進関係閣僚会議でまとめた「認知症施策推進大綱」の中で，認知症があっても一人ひとりが尊重され，できる限り住み慣れた地域で暮らし続けていくため，障壁を減らしていく「認知症バリアフリーの推進」が提唱されている。移動，消費，金融手続き，公共施設など，生活のあらゆる場面で，認知症があっても社会から排除されず，地域住民として暮らしていくことができる社会を目指すというものである。医療ソーシャルワーカーも認知症ケアに関する様々な支援や社会の取り組みについて幅広く認識しておく必要がある。

（5）救急・災害現場における支援

　救急医療の現場には予期せぬ突然の受傷や発症により患者が運ばれてくる。それと同時に，患者が抱える身元不明や住所不定，身寄りなし，貧困，協力者不在，オーバーステイの外国人，虐待，家庭内暴力，アディクション（依存性），自殺企図，飛び込み出産など多岐にわたる複雑化した生活課題や心理・社会的問題も持ち込まれる。これらの脆弱な家族背景や社会生活基盤がある患者に対し，救急医療の現場では，救急医療と並行して問題解決の支援を行う。急速な患者の状態変化もある中，医師や看護師などと綿密な情報共有を行い，患者の人権に配慮しながら柔軟で臨機応変に，かつ迅速に社会的ハイリスクな患者への対応を行う。救急医療に携わる医療ソーシャルワーカーには高い専門性が求められる。

　患者や家族にとって救急医療の現場は戸惑いの連続である。治療方針の選択や延命治療の決断，また，治療の見通しがついたら医療依存度が高くても

短期間で転院となる場合もある。これらの現実の受け入れは容易ではなく、心理的なサポートが必要となる。医療ソーシャルワーカーはこのような逼迫^{ひっぱく}状況の中でも患者や家族の心理状態を見きわめ、患者や家族が問題解決に向けて実行できるようエンパワメントする。また、意思決定をサポートするなど、患者や家族が現状を受け止め、今後の見通しをつけられるよう支援する。

　救急医療の現場の医療ソーシャルワーカーが患者に関わる期間は短いため、限られた時間の中で素早く情報を入手し、今後の患者の生活に起こり得る問題やニーズを予測し、患者や家族が抱えている問題に対して、入院早期から適切なアセスメントを行い、タイミングよく介入する。社会資源の活用の支援や転院先、地域の医療や介護、福祉の関係機関との連携により、今後の生活基盤の整備や生活の再構築に向けたサポートをする。また、近年、救急医療の現場において、自殺企図の患者や家庭内暴力、虐待で搬送される患者に対する支援が注目されている。適切な関係機関につなげ、再発防止に寄与することが求められている。

　適切な支援が短期間に行われることは、結果として保険医療機関が救急医療を展開できることにつながる。医療ソーシャルワーカーの支援は、円滑な救急医療に不可欠な要素になってきている。入院早期、ソーシャルワーカーの支援対象となる患者をスクリーニング（審査・選考）するシステムを医師や看護師と協働で整備する取り組みを行っているところは多い。2015年11月、救急認定ソーシャルワーカー認定機構が設立され、2016年度より救急認定ソーシャルワーカー認定事業が実施されている。高い専門性を持った救急認定ソーシャルワーカーの活躍が望まれる。

　また、災害現場においても医療ソーシャルワーカーの果たす役割は期待されている。災害時に医療ソーシャルワーカーが支援の対象とするのは、自宅や医療機関、福祉施設、一般避難所、福祉避難所で避難生活を送る被災者である。災害の時間経過により被災者の医療や生活のニーズは変化していく。医療ソーシャルワーカーにはそれらを的確に捉え支援を行っていくことが求

められる。

　具体的には，発災直後は災害現場において救助や緊急の対応を行う。所属機関の患者の安全確認や転院・入所先や搬送の調整，また，地域に目を向けると，高齢者，障害者，乳幼児などの防災施策において特に配慮を要する人（要配慮者）や，そのうち災害発生時の避難等に特に支援を要する人（避難行動要支援者）の安否確認や適切な避難場所への誘導，必要なサービスの調整，情報の収集と提供などを個々の状況に応じて行う。また，被災者の避難所などでの生活におけるストレスへの対応，復興に向けた情報提供，要配慮者などのニーズの代弁，そして，生活の再建目的とする支援や義援金，支援金，罹災証明などの情報提供，仮設住宅に住む被災者への見守り支援などを行う。それぞれの段階に応じて被災者のニーズに合わせた必要な支援を臨機応変に行うことが重要である。

　いずれにしても，これらの支援には医師や看護師などのスタッフ，保険医療機関，行政機関，ボランティアなどとの連携が欠かせない。チーム医療推進協議会は東日本大震災時に多職種が連携しながら取り組んだ医療支援活動の内容を整理しているが，その中に医療ソーシャルワーカーの支援内容についても記載がある（図表8-1）。

　また，災害時の支援として自宅で療養する医療ニーズを抱えた患者に対する支援も忘れてはならない。例えば，人工呼吸器，吸引器，在宅酸素などの在宅医療機器の多くは停電になっても自動的に内部バッテリーに切り替わるものなどが多いが，ライフライン（社会基盤）が復旧するのに時間がかかることもあるため，電源供給に頼らない医療機器の確保や近隣支援者の確保など，前もってリスクに備えておく必要がある。人工透析を受けている患者は，道路事情や施設の被災状況により，透析施設への通院に困難をきたす場合がある。このため，医療ソーシャルワーカーは平時から行政や医療，福祉の関係機関などとネットワークを作り，災害時に迅速な行動や連携をとれるようにしておく。また，自宅で療養する患者に対して災害発生を想定して，どの

図表 8-1 医療ソーシャルワーカーの支援内容

① 病院の医療ソーシャルワーカーの業務の手伝い
　災害地域にある病院のソーシャルワーカーの被災状況を確認し，業務に支障がでていたら
ソーシャルワーカーを派遣
② 震災時に利用できる災害時に利用できる医療制度・サービスの情報提供
③ 避難所・仮設住宅・在宅被災者への訪問相談およびニーズ把握，相談会の開催，特に病
気・障害を持つ方，生活困窮者に対する相談援助が専門
④ 被災者の心理的問題（孤独など）および生活相談（虐待防止，要介護者のリスク予防な
ど），グリーフワーク（悲しみのケア）支援。グループワークの開催など
⑤ 一時避難所から次の生活の場への移動支援
⑥ 救命の時期から長期的な復興に向けた数年にわたる生活相談の後方支援
（地元の専門職の支援につなぐなどのマネージメント的関わりが得意）

出典：チーム医療推進協議会『2011年度災害時におけるメディカルスタッフの役割』（ハンドブック），2011年，4頁。

ような支援や備えが必要か家族とともに話し合っておく必要がある。

災害派遣医療チーム（Disaster Medical Assistance Team：DMAT）は，医師，看護師，業務調整員から構成されているが，東日本大震災において医療ソーシャルワーカーも業務調整員として現地に入ることがあり，被災者の状況を素早く把握し，ニーズに沿った支援を導入するなど，DMAT の一員としても医療ソーシャルワーカーの役割を遂行し，その重要性を示した。災害時に正確な情報共有を行うため，広域災害救急医療情報システム（Emergency Medical Information System：EMIS）などを使用し，チームの医療支援体制づくり，社会資源や情報の把握・確保・収集などを行った。また，被災者状況を素早く把握し，ニーズに沿った支援を導入していくなど，DMAT においても医療ソーシャルワーカーの役割を遂行した。

（6）家族に対する支援

　傷病は患者に対してのみならず，その家族にとっても影響を及ぼす。医療費・生活費の心配，患者の後遺症への不安，交通事故の対応など，家族は時として深刻で現実的な課題を抱える。また，家族はこれまで担ってきた役割に加え，新たな役割を課されることがある。家事や介護，就業労働の役割が

加わる場合もある。また，患者に意識がない場合，家族は患者に代わって意思決定を行う。患者の状態や家族の社会的，経済的背景，患者との関係などにもよるが，その大小はあるものの，家族も患者の傷病により身体的・心理的・経済的負担を負うことになる。そのため，家族は患者支援の社会資源にもなり得るが，それと同時に家族自身も支援の対象となる。

　家族は患者にとって身近な存在であるため，家族のありようが患者の治療に向き合う姿勢や生きる力に，プラスにもマイナスにも働く。このように患者と家族は相互に影響を及ぼし合っていることから，医療ソーシャルワーカーには生活支援の視点から家族を一つのクライエントシステムとみなし，家族全体をアセスメントすることが求められる。その際，患者や家族の歴史，家庭環境，家族成員の個々の個性や役割，家族力動・人間関係などの情報を的確に収集する。また，患者や家族のストレスに対して共感的理解をし，患者と家族の特有のシステムを理解するために丁寧に面接を重ねることが重要である。

　現在，少子高齢化や核家族化に伴う家族構成の変化，人々のライフスタイルや価値観の多様化などにより家族関係は変容している。従来の家族に対する役割の固定観念は家族を苦しめることにつながる。個々の関係性を柔軟にとらえ，多様な考え方を尊重し，複雑な人間関係を理解する力が医療ソーシャルワーカーには求められる。

注
(1)　厚生労働省健康政策局長通知「医療ソーシャルワーカー業務指針」（平成元年健政発第188号）1989年。
(2)　同前。
(3)　厚生労働省健康局長通知「医療ソーシャルワーカー業務指針改訂版」（平成14年健康発第1129001号）2002年。
(4)　同前。
(5)　同前。

⑹　同前。

⑺　同前。

⑻　日本緩和医療学会 HP「緒言・提言」(http://www.jspm.ne.jp, 2023年1月5日アクセス)。

参考文献

遠藤雄三・黒田浩一郎編『医療社会学を学ぶ人のために』世界思想社, 1999年。

岡堂哲雄編『病気と人間行動』中央法規出版, 1987年。

川村匡由・室田人志編著『医療福祉論——これからの医療ソーシャルワーク』ミネルヴァ書房, 2011年。

キットウッド, T. ／高橋誠一訳『認知症のパーソンセンタードケア』クリエイツかもがわ, 2017年。

救急認定ソーシャルワーカー認定機構研修・テキスト作成委員会編『救急患者支援——地域につなぐソーシャルワーク　救急認定ソーシャルワーカー標準テキスト』へるす出版, 2017年。

日本社会福祉士養成校協会編, 上野谷加代子監修『災害ソーシャルワーク入門』中央法規出版, 2013年。

現場は今

　医療の現場では, 患者や家族は様々な決定を行う。以前の方針は医師が決めるというパターナリズムと患者の依存に基づく"お任せ医療"の時代が続いていたが, 現在はインフォームドコンセントによる自己決定が重視されている。患者や家族は選択肢を提示され, 自らの意思で何かを選ばなくてはならない。たとえば検査や治療方針, 薬の処方の選択といったことから退院後の療養の場や延命治療を希望するかどうか, といった難しい決定に至るまで, 一つひとつ納得して選択をしていく。医療ソーシャルワーカーは医学的な視点だけでなく, 生活に即した視点から様々な情報を提供し, 患者とともに考え, 患者や家族の決定を支援している。

資料8-1　医療ソーシャルワーカー業務指針

一　趣旨

　少子・高齢化の進展，疾病構造の変化，一般的な国民生活水準の向上や意識の変化に伴い，国民の医療ニーズは高度化，多様化してきている。また，科学技術の進歩により，医療技術も，ますます高度化し，専門化してきている。このような医療をめぐる環境の変化を踏まえ，健康管理や健康増進から，疾病予防，治療，リハビリテーションに至る包括的，継続的医療の必要性が指摘されるとともに，高度化し，専門化する医療の中で患者や家族の不安感を除去する等心理的問題の解決を援助するサービスが求められている。

　近年においては，高齢者の自立支援をその理念として介護保険制度が創設され，制度の定着・普及が進められている。また，老人訪問看護サービスの制度化，在宅医療・訪問看護を医療保険のサービスと位置づける健康保険法の改正等や医療法改正による病床区分の見直し，病院施設の機能分化も行われた。さらに，民法の改正等による成年後見制度の見直しや社会福祉法における福祉サービス利用援助事業の創設に加え，平成15年度より障害者福祉制度が，支援費制度に移行するなどの動きの下，高齢者や精神障害者，難病患者等が，疾病をもちながらもできる限り地域や家庭において自立した生活を送るために，医療・保健・福祉のそれぞれのサービスが十分な連携の下に，総合的に提供されることが重要となってきている。また，児童虐待や配偶者からの暴力が社会問題となる中で，保健医療機関がこうしたケースに関わることも決してまれではなくなっている。

　このような状況の下，病院等の保健医療の場において，社会福祉の立場から患者のかかえる経済的，心理的・社会的問題の解決，調整を援助し，社会復帰の促進を図る医療ソーシャルワーカーの果たす役割に対する期待は，ますます大きくなってきている。

　しかしながら，医療ソーシャルワーカーは，近年，その業務の範囲が一定程度明確となったものの，一方で，患者や家族のニーズは多様化しており，医療ソーシャルワーカーは，このような期待に十分応えているとはいい難い。精神保健福祉士については，すでに精神保健福祉士法によって資格が法制化され，同法に基づき業務が行われているが，医療ソーシャルワーカー全体の業務の内容について規定したものではない。

　この業務指針は，このような実情に鑑み，医療ソーシャルワーカー全体の業務の範囲，方法等について指針を定め，資質の向上を図るとともに，医療ソーシャルワーカーが社会福祉学を基にした専門性を十分発揮し業務を適正に行うことができるよう，関係者の理解の促進に資することを目的とするものである。

　本指針は病院を始めとし，診療所，介護老人保健施設，精神障害者社会復帰施設，保健所，精神保健福祉センター等様々な保健医療機関に配置されている医療ソーシャルワーカーについて標準的業務を定めたものであるので，実際の業務を行うに当たっては，他の医療スタッフ等と連携し，それぞれの機関の特性や実情に応じた業務のウェート付けを行うべきことはもちろんであり，また，学生の実習への協力等指針に盛り込まれていない業務を行うことを妨げるものではない。

二　業務の範囲

　医療ソーシャルワーカーは，病院等において管理者の監督の下に次のような業務を行う。

（1）療養中の心理的・社会的問題の解決，調整援助

　入院，入院外を問わず，生活と傷病の状況から生ずる心理的・社会的問題の予防や早期の対応を行うため，社会福祉の専門的知識及び技術に基づき，これらの諸問題を予測し，患者

やその家族からの相談に応じ，次のような解決，調整に必要な援助を行う。

① 受診や入院，在宅医療に伴う不安等の問題の解決を援助し，心理的に支援すること。

② 患者が安心して療養できるよう，多様な社会資源の活用を念頭に置いて，療養中の家事，育児，教育就労等の問題の解決を援助すること。

③ 高齢者等の在宅療養環境を整備するため，在宅ケア諸サービス，介護保険給付等についての情報を整備し，関係機関，関係職種等との連携の下に患者の生活と傷病の状況に応じたサービスの活用を援助すること。

④ 傷病や療養に伴って生じる家族関係の葛藤や家族内の暴力に対応し，その緩和を図るなど家族関係の調整を援助すること。

⑤ 患者同士や職員との人間関係の調整を援助すること。

⑥ 学校，職場，近隣等地域での人間関係の調整を援助すること。

⑦ がん，エイズ，難病等傷病の受容が困難な場合に，その問題の解決を援助すること。

⑧ 患者の死による家族の精神的苦痛の軽減・克服，生活の再設計を援助すること。

⑨ 療養中の患者や家族の心理的・社会的問題の解決援助のために患者会，家族会等を育成，支援すること。

（2）退院援助

生活と傷病や障害の状況から退院・退所に伴い生ずる心理的・社会的問題の予防や早期の対応を行うため，社会福祉の専門的知識及び技術に基づき，これらの諸問題を予測し，退院・退所後の選択肢を説明し，相談に応じ，次のような解決，調整に必要な援助を行う。

① 地域における在宅ケア諸サービス等についての情報を整備し，関係機関，関係職種等との連携の下に，退院・退所する患者の生活及び療養の場の確保について話し合いを行うとともに，傷病や障害の状況に応じたサービスの利用の方向性を検討し，これに基づいた援助を行うこと。

② 介護保険制度の利用が予想される場合，制度の説明を行い，その利用の支援を行うこと。また，この場合，介護支援専門員等と連携を図り，患者，家族の了解を得た上で入院中に訪問調査を依頼するなど，退院準備について関係者に相談・協議すること。

③ 退院・退所後においても引き続き必要な医療を受け，地域の中で生活をすることができるよう，患者の多様なニーズを把握し，転院のための医療機関，退院・退所後の介護保険施設，社会福祉施設等利用可能な地域の社会資源の選定を援助すること。なお，その際には，患者の傷病・障害の状況に十分留意すること。

④ 転院，在宅医療等に伴う患者，家族の不安等の問題の解決を援助すること。

⑤ 住居の確保，傷病や障害に適した改修等住居問題の解決を援助すること。

（3）社会復帰援助

退院・退所後において，社会復帰が円滑に進むように，社会福祉の専門的知識及び技術に基づき，次のような援助を行う。

① 患者の職場や学校と調整を行い，復職，復学を援助すること。

② 関係機関，関係職種との連携や訪問活動等により，社会復帰が円滑に進むように転院，退院・退所後の心理的・社会的問題の解決を援助すること。

（4）受診・受療援助

入院，入院外を問わず，患者やその家族等に対する次のような受診，受療の援助を行う。

① 生活と傷病の状況に適切に対応した医療の受け方，病院・診療所の機能等の情報提供等を行うこと。

② 診断，治療を拒否するなど医師等の医療上の指導を受け入れない場合に，その理由とな

っている心理的・社会的問題について情報を収集し，問題の解決を援助すること。

③　診断，治療内容に関する不安がある場合に，患者，家族の心理的・社会的状況を踏まえて，その理解を援助すること。

④　心理的・社会的原因で症状の出る患者について情報を収集し，医師等へ提供するとともに，人間関係の調整，社会資源の活用等による問題の解決を援助すること。

⑤　入退院・入退所の判定に関する委員会が設けられている場合には，これに参加し，経済的，心理的・社会的観点から必要な情報の提供を行うこと。

⑥　その他診療に参考となる情報を収集し，医師，看護師等へ提供すること。

⑦　通所リハビリテーション等の支援，集団療法のためのアルコール依存症者の会等の育成，支援を行うこと。

（5）経済的問題の解決，調整援助

　入院，入院外を問わず，患者が医療費，生活費に困っている場合に，社会福祉，社会保険等の機関と連携を図りながら，福祉，保険等関係諸制度を活用できるように援助する。

（6）地域活動

　患者のニーズに合致したサービスが地域において提供されるよう，関係機関，関係職種等と連携し，地域の保健医療福祉システムづくりに次のような参画を行う。

①　他の保健医療機関，保健所，市町村等と連携して地域の患者会，家族会等を育成，支援すること。

②　他の保健医療機関，福祉関係機関等と連携し，保健・医療・福祉に係る地域のボランティアを育成，支援すること。

③　地域ケア会議等を通じて保健医療の場から患者の在宅ケアを支援し，地域ケアシステムづくりへ参画するなど，地域におけるネットワークづくりに貢献すること。

④　関係機関，関係職種等と連携し，高齢者，精神障害者等の在宅ケアや社会復帰について地域の理解を求め，普及を進めること。

三　業務の方法等

　保健医療の場において患者やその家族を対象としてソーシャルワークを行う場合に採るべき方法・留意点は次のとおりである。

（1）個別援助に係る業務の具体的展開

　患者，家族への直接的な個別援助では，面接を重視するとともに，患者，家族との信頼関係を基盤としつつ，医療ソーシャルワーカーの認識やそれに基づく援助が患者，家族の意思を適切に反映するものであるかについて，継続的なアセスメントが必要である。

　具体的展開としては，まず，患者，家族や他の保健医療スタッフ等から相談依頼を受理した後の初期の面接では，患者，家族の感情を率直に受け止め，信頼関係を形成するとともに，主訴等を聴取して問題を把握し，課題を整理・検討する。次に，患者及び家族から得た情報に，他の保健医療スタッフ等からの情報を加え，整理，分析して課題を明らかにする。援助の方向性や内容を検討した上で，援助の目標を設定し，課題の優先順位に応じて，援助の実施方法の選定や計画の作成を行う。援助の実施に際しては，面接やグループワークを通じた心理面での支援，社会資源に関する情報提供と活用の調整等の方法が用いられるが，その有効性について，絶えず確認を行い，有効な場合には，患者，家族と合意の上で終結の段階に入る。また，モニタリングの結果によっては，問題解決により適した援助の方法へ変更する。

（2）患者の主体性の尊重

　保健医療の場においては，患者が自らの健康を自らが守ろうとする主体性をもって予防や治療及び社会復帰に取り組むことが重要である。したがって，次の点に留意することが必要

である。

① 業務に当たっては，傷病に加えて経済的，心理的・社会的問題を抱えた患者が，適切に判断ができるよう，患者の積極的な関わりの下，患者自身の状況把握や問題整理を援助し，解決方策の選択肢の提示等を行うこと。

② 問題解決のための代行等は，必要な場合に限るものとし，患者の自律性，主体性を尊重するようにすること。

（3）プライバシーの保護

一般に，保健医療の場においては，患者の傷病に関する個人情報に係るので，プライバシーの保護は当然であり，医療ソーシャルワーカーは，社会的に求められる守秘義務を遵守し，高い倫理性を保持する必要がある。また，傷病に関する情報に加えて，経済的，心理的，社会的な個人情報にも係ること，また，援助のために患者以外の第三者との連絡調整等を行うことから，次の点は特に留意することが必要である。

① 個人情報の収集は援助に必要な範囲に限ること。

② 面接や電話は，独立した相談室で行う等第三者に内容が聞こえないようにすること。

③ 記録等は，個人情報を第三者が了解なく入手できないように保管すること。

④ 第三者との連絡調整を行うために本人の状況を説明する場合も含め，本人の了解なしに個人情報を漏らさないこと。

⑤ 第三者からの情報の収集自体がその第三者に患者の個人情報を把握させてしまうこともあるので十分留意すること。

⑥ 患者からの求めがあった場合には，できる限り患者についての情報を説明すること。ただし，医療に関する情報については，説明の可否を含め，医師の指示を受けること。

（4）他の保健医療スタッフ及び地域の関係機関との連携

保健医療の場においては，患者に対し様々な職種の者が，病院内あるいは地域において，チームを組んで関わっており，また，患者の経済的，心理的・社会的問題と傷病の状況が密接に関連していることも多いので，医師の医学的判断を踏まえ，また，他の保健医療スタッフと常に連携を密にすることが重要である。したがって，次の点に留意が必要である。

① 他の保健医療スタッフからの依頼や情報により，医療ソーシャルワーカーが係るべきケースについて把握すること。

② 対象患者について，他の保健医療スタッフから必要な情報提供を受けると同時に，診療や看護，保健指導等に参考となる経済的，心理的・社会的側面の情報を提供する等相互に情報や意見の交換をすること。

③ ケース・カンファレンスや入退院・入退所の判定に関する委員会が設けられている場合にはこれへの参加等により，他の保健医療スタッフと共同で検討するとともに，保健医療状況についての一般的な理解を深めること。

④ 必要に応じ，他の保健医療スタッフと共同で業務を行うこと。

⑤ 医療ソーシャルワーカーは，地域の社会資源との接点として，広範で多様なネットワークを構築し，地域の関係機関，関係職種，患者の家族，友人，患者会，家族会等と十分な連携・協力を図ること。

⑥ 地域の関係機関の提供しているサービスを十分把握し，患者に対し，医療，保健，福祉，教育，就労等のサービスが総合的に提供されるよう，また，必要に応じて新たな社会資源の開発が図られるよう，十分連携をとること。

⑦ ニーズに基づいたケア計画に沿って，様々なサービスを一体的・総合的に提供する支援方法として，近年，ケアマネジメントの手法が広く普及しているが，高齢者や精神障害者，

難病患者等が，できる限り地域や家庭において自立した生活を送ることができるよう，地域においてケアマネジメントに携わる関係機関，関係職種等と十分に連携・協力を図りながら業務を行うこと。

（5）受診・受療援助と医師の指示

医療ソーシャルワーカーが業務を行うに当たっては，（4）で述べたとおり，チームの一員として，医師の医学的判断を踏まえ，また，他の保健医療スタッフとの連携を密にすることが重要であるが，なかでも二の（4）に掲げる受診・受療援助は，医療と特に密接な関連があるので，医師の指示を受けて行うことが必要である。特に，次の点に留意が必要である。

① 医師からの指示により援助を行う場合はもとより，患者，家族から直接に受診・受療についての相談を受けた場合及び医療ソーシャルワーカーが自分で問題を発見した場合等も，医師に相談し，医師の指示を受けて援助を行うこと。

② 受診・受療援助の過程においても，適宜医師に報告し，指示を受けること。

③ 医師の指示を受けるに際して，必要に応じ，経済的，心理的・社会的観点から意見を述べること。

（6）問題の予測と計画的対応

① 実際に問題が生じ，相談を受けてから業務を開始するのではなく，社会福祉の専門的知識及び技術を駆使して生活と傷病の状況から生ずる問題を予測し，予防的，計画的な対応を行うこと。

② 特に退院援助，社会復帰援助には時間を要するものが多いので入院，受療開始のできるかぎり早い時期から問題を予測し，患者の総合的なニーズを把握し，病院内あるいは地域の関係機関，関係職種等との連携の下に，具体的な目標を設定するなど，計画的，継続的な対応を行うこと。

（7）記録の作成等

① 問題点を明確にし，専門的援助を行うために患者ごとに記録を作成すること。

② 記録をもとに医師等への報告，連絡を行うとともに，必要に応じ，在宅ケア，社会復帰の支援等のため，地域の関係機関，関係職種等への情報提供を行うこと。その場合，（3）で述べたとおり，プライバシーの保護に十分留意する必要がある。

③ 記録をもとに，業務分析，業務評価を行うこと。

四　その他

医療ソーシャルワーカーがその業務を適切に果たすために次のような環境整備が望まれる。

（1）組織上の位置付け

保健医療機関の規模等にもよるが，できれば組織内に医療ソーシャルワークの部門を設けることが望ましい。医療ソーシャルワークの部門を設けられない場合には，診療部，地域医療部，保健指導部等他の保健医療スタッフと連携を採りやすい部門に位置付けることが望ましい。事務部門に位置付ける場合にも，診療部門等の諸会議のメンバーにする等日常的に他の保健医療スタッフと連携を採れるような位置付けを行うこと。

（2）患者，家族等からの理解

病院案内パンフレット，院内掲示等により医療ソーシャルワーカーの存在，業務，利用のしかた等について患者，家族等からの理解を得るように努め，患者，家族が必要に応じ安心して適切にサービスを利用できるようにすること。また，地域社会からも，医療ソーシャルワーカーの存在，業務内容について理解を得るよう努力すること。医療ソーシャルワーカーが十分に活用されるためには，相談することのできる時間帯や場所等について患者の利便性を考慮する，関連機関との密接な連絡体制を整備する等の対応が必要である。

（3）研修等

　医療・保健・福祉をめぐる諸制度の変化，諸科学の進歩に対応した業務の適正な遂行，多様化する患者のニーズに的確に対応する観点から，社会福祉等に関する専門的知識及び技術の向上を図ること等を目的とする研修及び調査，研究を行うこと。なお，三（3）プライバシーの保護に係る留意事項や一定の医学的知識の習得についても配慮する必要があること。

　また，経験年数や職責に応じた体系的な研修を行うことにより，効率的に資質の向上を図るよう努めることが必要である。

出典：厚生労働省健康局長通知「医療ソーシャルワーカー業務指針」（平成14年健康発第1129001号）2002年。

<table>
<tr><td>第9章</td><td>保健医療と福祉の課題と展望</td></tr>
</table>

学びのポイント

日本の保健医療と福祉は，ドイツやイギリス，アメリカなどの先進国の制度・政策，事業・活動を参考に第二次世界大戦後，その先進事例に学んで整備され，高度経済成長に伴う国民生活の向上や国民皆保険体制の下，世界最長寿国となった。もっとも，その後の石油ショックやバブル崩壊，リーマンショック，さらに長引くデフレ不況の半面，少子高齢社会化や人口減少，新型コロナウイルス感染症の感染拡大が加わって喫緊の課題となっている。それだけに，2065年の本格的な少子高齢社会および人口減少を見据え，持続可能性を追求した保健医療と福祉の向上のため，社会福祉士および医療ソーシャルワーカー（MSW）などの専門職がこれらの課題をしっかりと受け取め，職務を全うしていくことが求められる。

1 社会福祉士・医療ソーシャルワーカーなどの業務独占化

保健医療と福祉の課題と展望の第1は，社会福祉士や医療ソーシャルワーカー（MSW）などの業務独占化である。なぜなら，社会福祉士の国家資格は，1987年，社会福祉士及び介護福祉士法の制定・施行によって誕生したが，その後，30年以上経ってもいまだに名称独占に甘んじている。このため，社会福祉士の資格を有していなくてもその資格名を名乗らなければ誰でもソーシャルワークの業務に従事することができる名称独占にすぎず，ややもすればインセンティブ（意思・誘因）はもとより，福利厚生に関わるため，日本社会福祉士会はその倫理綱領や行動規範などをつくり，名称独占から業務独占への昇格を要望し続けているからである。このことは社会福祉士より遅れる

こと10年後の1997年,「精神保健及び精神障害者福祉に関する法律」(精神保健福祉士法) の制定・施行によって生まれた精神保健福祉士も同様で, 今般の新々カリキュラムの改定においても日の目を見ることはなかった。

それだけではない。保健医療と福祉の領域で社会福祉士とともにその職務が期待されている医療ソーシャルワーカーに至っては, 1953年, 日本医療ソーシャルワーカー協会が設立, 1960年代以後, その専門職として注目されているが, 業務独占どころか, 名称独占にもなっていないからである。

2 保険医療機関のガバナンス (院内協治) の重視

第2は, 診療所や病院などの保険医療機関のガバナンス (院内統治) の重視である。なぜなら, 診療所や病院などの保険医療機関の経営主体, すなわち, 大学の附属病院や地域の国立・公立・公的病院および診療所, 病院のほとんどは必ずしも専門的な経営や人事労務管理, 福利厚生に精通している医師の手に委ねられているわけではないため, ややもすれば看護師や医療ソーシャルワーカー, 社会福祉士などの多職種, 利用者の支援や待遇などに疎く, 強権的な傾向が否めないからである。その意味で, 院内における事務長を中心としたガバナンスを重視し, 利用者に対する支援に支障がないよう, 努めることが必要である。

また, これに関連し, 家族や親族, 友人, 知人が経営する保険調剤薬局, とりわけ,「門前薬局」との提携による“注射漬け”や“検査漬け”,“薬漬け”による医療費の過大な支出, さらには看板倒れの医薬分業にメスを入れ, 名実ともの国民医療を推進したい。もとより, 当事者である患者やその家族もこのようなクリニックや病院などの保険医療機関の経営に対し, 厳しい目を向けるべきである。

3　保健医療圏域の普及・啓発

　第 3 は，保健医療圏域の普及・啓発である。なぜなら，保健所や国立・公立・公的病院の統廃合に伴い，新型コロナウイルス感染症の受診や患者の治療，入院・療養の受け入れの逼迫に伴い，家族に看取られずに死亡したり，ホテルなどの宿泊施設や"自宅療養"という名の棄民とされ，"医療崩壊"を招くなどの窮状を招いているからである。

　そこで，政府は初心に帰り，ワクチン・治療薬の開発や感染症専用病棟，集中治療室（ICU），人工心肺装置（ECMO）の整備など感染症対策を重視した公衆衛生はもとより，国民であれば誰でも住み慣れた地域でいつまでも生命や財産，さらには安全・安心な生活を確保されるべく，地域保健医療体制の充実を図るべきである。

4　ケアコーディネーションの復活

　第 4 は，ケアコーディネーションの復活である。なぜなら，ケアコーディネーションとは患者などクライエント（利用者）と医師・看護師・保健師など多職種における対等な関係の下，患者の保健・医療ニーズとサービスの調整を図り，その生活問題を解決するものだが，政府は地方分権化や地域保健への転換を名目に，1989年度，全国に848あった保健所を2020年度には469カ所に減らし，また，国立・公立・公的病院も統廃合し，全体の約 8 割を民間病院にしてケアコーディネーションの終焉とした。この結果，新型コロナウイルス感染症の受診や療養が困難となり"医療崩壊"を招いたため，保健所や国立・公立・公的病院の復活および拡充に努め，誰でも住み慣れた地域で保健師を中心とした訪問指導，すなわち，ケアコーディネーションが受けられるよう拡充すべきだからである。

そして，要介護（要支援）状態になっても，保健師はもとより医師や看護師，介護支援専門員（ケアマネジャー），訪問介護員（ホームヘルパー）らと連携し，名実とも保健医療・福祉の連携を図るべきである。

5　無医地区の解消

第5は，無医地区の解消である。なぜなら，日本国憲法第25条[1]に基づき，すべての国民の生存権を保障すべく国民皆保険体制をとっているものの，明治，昭和，そして，平成と繰り返された市町村合併に伴い，東京，大阪，名古屋などの大都市にヒト・モノ・カネが集中している。一方，地方は少子高齢化および人口減少，農林水産業など第一次産業が衰退して過疎化，赤字路線の公共交通機関の廃止，限界集落や限界自治体が出現している。その結果，無医地区が急増し，上述した保健所や国立・公立・公的病院はもとより，病院や診療所などの保健医療機関もなく，住み慣れた地域で生命や財産，安全・安心の生活の確保ができなくなっているからである。

そこで，このような無医地区を解消すべく，病院や診療所などの保健医療機関だけでなく，保険調剤薬局やドラッグストア，保健所，国立・公立・公的病院を整備し，名実ともに地域医療に取り組んだり，救命救急体制を整備したりすべきである。

注
(1)　「すべて国民は，健康で文化的な最低限度の生活を営む権利を有する。②　国は，すべての生活部面について，社会福祉，社会保障及び公衆衛生の向上及び増進に努めなければならない。」

参考文献
川村匡由『脱・限界集落はスイスに学べ』農山漁村文化協会，2016年。
川村匡由『老活・終活のウソ，ホント』大学教育出版，2019年。

川村匡由編著『入門　地域福祉と包括的支援体制』ミネルヴァ書房，2021年。

川村匡由編著『入門　高齢者福祉』ミネルヴァ書房，2023年。

川村匡由・室田人志編著『医療福祉論──これからの医療ソーシャルワーク』ミ
　ネルヴァ書房，2011年。

── 利用者は今 ──

　誰でも自分の老化に伴う要介護（要支援），ましてや障害者になって他人の手
助けが必要な姿などを考えたくもないのが人情である。このため，心身とも健康
なうちは，自分の趣味や教養，旅行，スポーツなどに関心が集まりやすいが，時
には地域にある福祉施設や保険医療機関などを訪ね，どのようなソーシャルワー
カーが利用者の支援にあたっており，また，ボランティアの必要性を感じている
かを学びたい。そして，誰もが「あすはわが身」と考え，2065年の本格的な少子
高齢社会および人口減少に伴う懸念をなくしたい。それは災害時の救急医療など
も同じことである。

あとがき

　「まえがき」でも述べたように，社会福祉士の国家資格取得志望の学生向けの養成課程の教育内容である従来の新カリキュラム「保健医療サービス」は約10年ぶりに「保健医療と福祉」と改定され，2021年4月以降，全国の福祉系大学や短期大学，専門学校などの一般養成施設および短期養成施設はその資格取得を志望する入学者に対し，この「保健医療と福祉」を内容とする養成教育を実施し，2024年度（2025年2月）以降，国家試験に合格し，医療ソーシャルワークのプロフェッショナルとして輩出するよう努めることになった。

　具体的には，「保健医療の動向」や「保健医療に係る政策・制度・サービスの概要」「保健医療に係る倫理」「保健医療領域における専門職の役割と連携」「保健医療領域における支援の実際」を内容とし，「保健医療に係る倫理」が新たに加えられた。このため，この「保健医療と福祉」は「高齢者福祉」や「社会保障」などと関連させて学びたい。

　ただし，「保健医療と福祉」の中核的な専門職である医療ソーシャルワーカー（MSW）の業務独占化はまたも見送りとなり，日本医療ソーシャルワーカー協会等，関係学会・界の期待に応えられずに終わった。それだけに，医療ソーシャルワーカーを目指す社会福祉士は，今後も関係学会・界の一員として政府に要望していくことを忘れてはならない。

　いずれにしても，今回の改定はすべての団塊世代が75歳以上の後期高齢者となる2025年に向けた現状を踏まえれば高く評価されるが，本書ではこれに満足せず，「高齢者福祉」や「社会保障」なども見据え，第9章に「保健医療と福祉の課題と展望」を加え，今般の新々カリキュラムの内容を総括した。

その上で，全体を見通した当面の課題，さらに，2065年の本格的な少子高齢社会および人口減少を見据えた展望を述べた。このため，本書は類書にない有用なものとして活用していただけると自負している。

　最後に，本書を刊行するにあたり，企画から編集まで多大なご助言およびご苦労をおかけしたミネルヴァ書房編集部の音田潔氏，ならびに共著者各位に改めて深く感謝したい。

2023年3月

武蔵野大学名誉教授
川村匡由

索　引

あ 行

アスベスト　→石綿
アドバンス・ケア・プランニング　39, 185
アドバンス・ディレクティブ　38
安楽死　53
医師　141
　　——の職業倫理指針　45
石綿　83
1型糖尿病　124
一時性　55
一般病院　96
医の倫理綱領　45
医療安全管理委員会　104
医療介護総合確保推進法　→地域における医
　　療及び介護の総合的な確保を推進するた
　　めの関係法律の整備等に関する法律
医療計画　97, 114
　　——制度　115
　　——の見直し等に関する検討会　119
医療事故調査・支援センター　104
医療事故調査制度　104
医療情報提供・公表　103
医療ソーシャルワーカー　37, 92
　　——業務指針　171
医療提供施設　95
医療的ケア　98
医療のパターナリズム　31
医療は医師と患者の共同行為　34
医療費　89
医療逼迫　97
医療福祉のネットワーク　163
医療法人　103
医療保険者　65
インフォームド・コンセント　33, 105
運動療法　144

延命治療　105
オバマケア　61
オンライン診療　18

か 行

介護医療院　99
介護支援専門員　100
介護保険事業支援計画　99
介護保険施設　99
介護老人保健施設　98
回復期リハビリテーション病棟　102
看護師　142
患者参加型医療　35
患者主体　31
患者の権利憲章　32
患者の権利章典　33
患者の権利に関するリスボン宣言　32, 38
患者の自己決定権　31
感染症の時代　2
がん対策基本法　121
がん対策推進基本計画　121
管理栄養士　145
緩和ケア病棟　102
基準病床数　119
救急認定ソーシャルワーカー　188
救命救急医療体制　127
救命救急センター　98
協会けんぽ　→全国健康保険協会
共済組合　89
共同意思決定　34
業務独占　142, 199
均等割　74
組合管掌健康保険　67
組合健保　→組合管掌健康保険
グリーフケア　186
ケアコーディネーション　201

ケアマネジャー →介護支援専門員
ゲートキーパー養成 24
ゲーム依存症 21
結核予防法 86
限界集落 130
健康診査 90
健康増進法 8
　──の一部改正 8
健康日本21 7
健康保険 67, 89
現物給付 66
高額医療・高額介護合算療養費 80
高額療養費制度 79, 91
後期高齢者医療制度 89
高度医療 90
行動・心理症状 23
高度生殖補助医療 48
公費負担医療制度 85
高齢者虐待の防止，高齢者の養護者に対する
　支援等に関する法律 25
高齢者虐待防止法 →高齢者虐待の防止，高
　齢者の養護者に対する支援等に関する法
　律
国民医療費 6, 92
国民皆保険制度 59
国民健康保険 89
国民保健サービス 60
国家公務員共済組合 75
国庫負担金 89
国庫補助金 89
今後を見据えた保健所の即応体制の整備に向
　けた指針 114
コンサルテーションフィー 90

さ 行

災害 128
災害医療体制 128
災害拠点病院 98, 129
災害派遣医療チーム 129, 190
在宅医療 118
　──・介護連携支援コーディネーター 18

　──の対象者 16
在宅復帰 98
在宅療養 101
　──後方支援病院 101
　──支援診療所 20, 101
　──支援病院 101
作業療法士 145
歯科医師 142
自殺者数 126
自殺総合対策大綱 24
自殺対策基本法 24
資産割 74
施設基準 90
施設サービス計画 99
持続可能な社会保障制度の確立を図るための
　改革の推進に関する法律 117
市町村保健センター 110, 114
疾病構造 2
児童虐待の防止等に関する法律 25
児童虐待防止法 →児童虐待の防止等に関す
　る法律
社会医療法人 130
社会保障・税一体改革大綱 116
周産期 130
　──医療体制整備計画 132
主治医 91
障害者虐待の防止，高齢者の養護者に対する
　支援等に関する法律 25
障害者虐待防止法 →障害者虐待の防止，高
　齢者の養護者に対する支援等に関する法
　律
障害者福祉計画 126
償還払給付 66
小児慢性特定疾病 87
傷病手当金 84
助産所 99
所得割 74
私立学校教職員共済 75
自立支援医療制度 86
新オレンジプラン 23
新型インフルエンザ等感染症 6

新型コロナウイルス感染症　97

新興感染症等の感染拡大時における医療　120

人工透析　125

審査支払機関　65

心疾患　123

身体拘束　54

身体拘束ゼロ作戦推進会議　54

身体抑制の３要件　55

診療の補助　143

診療報酬　90

　──点数表　90, 93

スティグマ　176

生活習慣病　2, 7

生活不活発病　7

生殖補助医療の提供等及びこれにより出生した子の親子関係に関する民法の特例に関する法律　50

生殖補助医療法　→生殖補助医療の提供等及びこれにより出生した子の親子関係に関する民法の特例に関する法律

精神障害者の地域移行　126

生命倫理　43

　──の基本原則　44

セカンド・オピニオン　37, 105

絶対的医療行為　143

切迫性　55

説明　33

説明に基づく同意　→インフォームド・コンセント

セルフ・ネグレクト　28

全国健康保険協会　67

臓器移植法　→臓器の移植に関する法律

臓器の移植に関する法律　51

総合周産期母子医療センター　98, 132

相対的医療行為　143

尊厳死　53

　　　　た　行

第１次医療法改正　115

退院援助システム　166

第５次医療法改正　116

第３次医療法改正　115

代償運動　144

第７次医療計画　118

第４次医療法改正　116

代理決定者　34

多職種連携　47

短期給付事業　75

地域医療構想　117

　──区域　104

　──の策定　20

地域医療支援病院　96, 97, 100, 115

地域完結型（医療）　12

地域がん診療連携拠点病院　98

地域共生社会　14, 105, 163

地域周産期母子医療センター　132

地域における医療及び介護の総合的な確保を推進するための関係法律の整備等に関する法律　104, 117

地域のネットワークづくり　162

地域包括ケア　96

地域包括ケアシステム　105, 162

　──の実現　14

地域包括ケア病棟　102

地域保健対策の推進に関する基本的指針　110

地域保健法　109

チーム医療　47, 153

地方公務員共済組合　75

中央社会保険医療協議会　92

中核症状　23

中高年層のひきこもり　7

長期給付事業　75

調剤報酬制度　92

調剤報酬点数表　93

調剤薬局　99

出来高払い　90

糖尿病合併症　125

特定機能病院　96, 97, 100

特定健診・特定保健指導　8

特定疾患医療費助成制度　84

ドナー　52
トリアージ　129

な　行

難病医療助成制度　87
2型糖尿病　124
21世紀における国民健康づくり運動　→健康
　　日本21
日常生活動作　→ ADL
日本医療ソーシャルワーカー協会　200
日本臓器移植ネットワーク　52
認知症サポーター　23
認知症施策推進総合戦略──認知症高齢者等
　　にやさしい地域づくりに向けて　→新オ
　　レンジプラン
認知症施策推進大綱　23
認定看護師2003年「不妊症」分野　49
ネットワークの構築　17

は　行

バイオエシックス　→生命倫理
配偶者からの暴力の防止及び被害者の保護等
　　に関する法律　25
パーソン・センタード・ケア　187
非代替性　55
避難行動要支援者　189
被保険者　65
病院　97
病院完結型（医療）　12
病床区分　95
平等割　74
物理療法　144
フリーアクセス　10
へき地医療支援機構　130
へき地保健医療計画　130
ヘルシンキ宣言　32
訪問看護　101
　　──ステーション　20
訪問診療　101
保険医療機関　65, 89
保健医療圏域　201

保健師　143
保健指導　99
保健所　109
　　──の活動　112
　　──法　109
保険調剤薬局　92
保険料　89

ま　行

まん延防止等重点措置　6
慢性疾患　2
身元保証　182
無医地区　130
無給医　105
無床診療所　95
無料低額診療　80
名称独占　142, 199
メタボリックシンドローム　8
メディケア　61
メディケイド　61

や　行

薬剤耐性　133
　　──（AMR）対策アクション・プラン
　　　135
　　──（AMR）に関するグローバル・アク
　　　ション・プラン　134
有床診療所　95
要介護度　99
要配慮者　189
4つの原則　44

ら・わ　行

理学療法士　144
リハビリテーション　98
リビング・ウィル　37
療養型病床群　115
療養上の世話　142
臨床研究中核病院　97
臨床研修　98
レシピエント　52

労災認定　82
労災保険　→労働者災害補償保険
老人医療費無料化　78
老人福祉圏域　99
労働者災害補償保険　82
ワンヘルス・アプローチ　134

欧　文

ACP　→アドバンス・ケア・プランニング
ADL　102
AMR　→薬剤耐性
　　──に関するアジア太平洋ワンヘルス・イ
　　　ニシアチブ　136
　　──ワンヘルス東京会議　136
ART　→高度生殖補助医療

ASPIRE　→AMR に関するアジア太平洋ワ
　　ンヘルス・イニシアチブ
BPSD　→行動・心理症状
COVID-19　→新型コロナウイルス感染症
DMAT　→災害派遣医療チーム
DV 防止法　→配偶者からの暴力の防止及び
　　被害者の保護等に関する法律
ICD-10　22
ICD-11　21
MSW　→医療ソーシャルワーカー
NHS　→国民保健サービス
PDCA サイクル　16, 117
QDL の質　14
QOL の質　14

著者紹介 （所属，分担，執筆順，＊は編者）

村岡　則子（聖カタリナ大学人間健康福祉学部教授：第1章・第2章）

今村　浩司（西南女学院大学保健福祉学部教授：第3章）

＊川村　匡由（編著者紹介参照：第4章・第5章・第9章）

占部　尊士（西九州大学健康福祉学部准教授：第5章）

笠　　修彰（西南女学院大学短期大学部保育科准教授：第6章）

村上　武敏（佛教大学社会福祉学部教授：第7章）

渡辺　　央（静岡福祉大学社会福祉学部准教授：第8章）

編著者紹介

川村匡由（かわむら・まさよし）

1969年，立命館大学文学部卒業。
1999年，早稲田大学大学院人間科学研究科博士学位取得。博士（人間科学）。
現　在　武蔵野大学名誉教授（社会保障・地域福祉・防災福祉），行政書士有資格，シニア社会学会理事，世田谷区社会福祉事業団理事，福祉デザイン研究所所長，地域サロン「ぷらっと」主宰。
主　著　『入門 社会保障』（編著，2021年），『入門 地域福祉と包括的支援体制』（編著，2021年），『社会福祉概論』（共著，2007年），『社会保障論』（編著，2005年），『地域福祉論』（編著，2005年）以上，ミネルヴァ書房，『改訂 社会保障』（編著，2020年）建帛社，『現代社会と福祉』（監修，2018年）電気書院，『地域福祉の理論と方法』（共編著，2009年）久美出版，『地域福祉とソーシャルガバナンス』（2007年），『三訂 福祉系学生のためのレポート＆卒論の書き方』（2018年）以上，中央法規出版，『地域福祉源流の真実と防災福祉コミュニティ』（2016年）大学教育出版，『防災のまちづくり』（2017年）水曜社ほか。

＊川村匡由のホームページ（http:kawamura0515.sakura.ne.jp/）

入門 保健医療と福祉

2023年3月30日　初版第1刷発行　　　〈検印省略〉

定価はカバーに
表示しています

編著者　川　村　匡　由
発行者　杉　田　啓　三
印刷者　中　村　勝　弘

発行所　株式会社　ミネルヴァ書房
607-8494　京都市山科区日ノ岡堤谷町1
電話代表（075）581-5191
振替口座　01020-0-8076

© 川村匡由ほか，2023　　　　中村印刷・坂井製本

ISBN978-4-623-09552-0

Printed in Japan

入門 社会福祉の原理と政策

川村匡由 編著

Ａ５判／210頁／本体2500円

入門 社会保障

川村匡由 編著

Ａ５判／250頁／本体2600円

入門 地域福祉と包括的支援体制

川村匡由 編著

Ａ５判／274頁／本体2800円

入門 高齢者福祉

川村匡由 編著

Ａ５判／232頁／本体2500円

福祉政策とソーシャルワークをつなぐ

椋野美智子 編著

四六判／264頁／本体2800円

社会を変えるソーシャルワーク

東洋大学福祉社会開発研究センター 編

Ａ５判／242頁／本体2600円

────── ミネルヴァ書房 ──────

https://www.minervashobo.co.jp/